I0068727

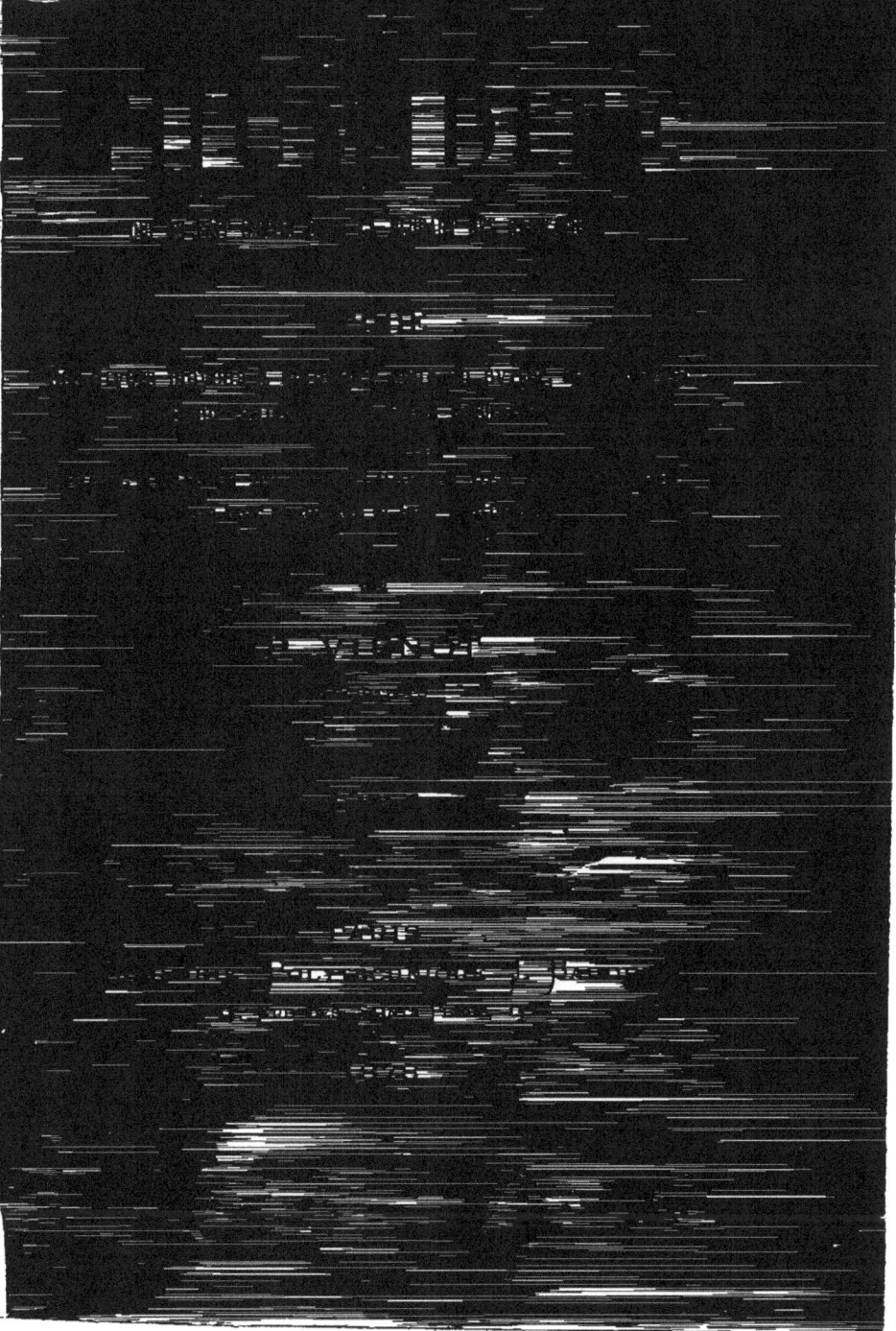

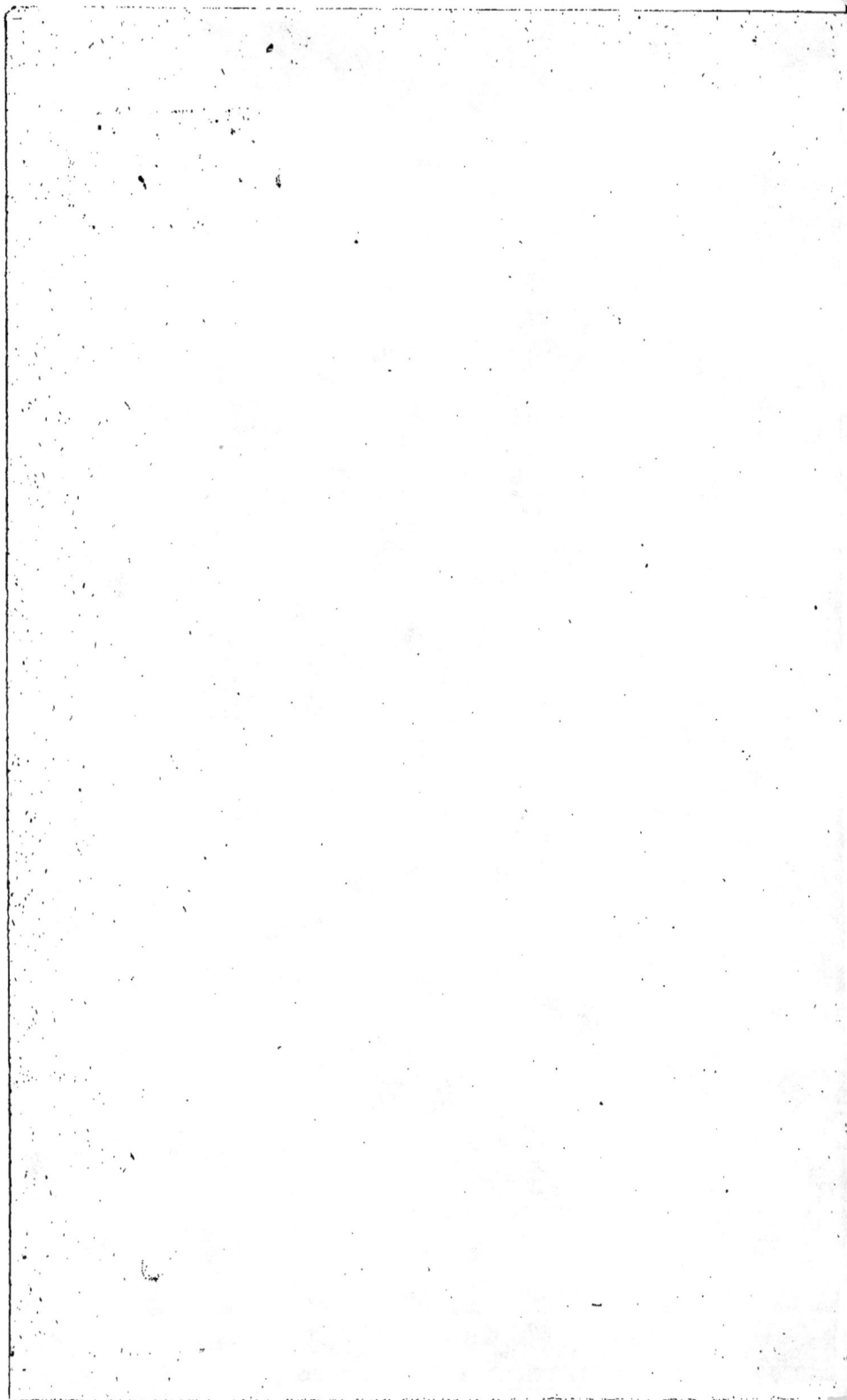

TRAITÉ COMPLET

SUR

L'HUMIDITÉ

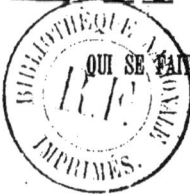

QUI SE FAIT SENTIR DANS LA PLUPART DES HABITATIONS

ÉTUDE

des divers moyens à employer pour en éviter, en atténuer
et en empêcher les effets désastreux,

SUIVI D'UN APERÇU

SUR L'HYGIÈNE ET LA SALUBRITÉ DES HABITATIONS,

sur leur chauffage et leur ventilation,

PAR

P. VIÉNOT

ARCHITECTE

PARIS

LIBRAIRIE POLYTECHNIQUE J. BAUDRY

15, RUE DES SAINTS-PÈRES, 15

—

1878

menté, et présente cette fois, un mémoire précis et détaillé qui a paru très-complet à la Commission.

L'auteur commence par passer en revue les principales causes de l'humidité que l'on rencontre dans la plupart des habitations élevées sur le sol de la Picardie, et qui sont :

L'humidité fréquente, pour ne pas dire habituelle, de l'atmosphère.

La nature du sol généralement marécageux dans les vallées.

Le mauvais emplacement des habitations choisi trop souvent sans souci des conditions hygiéniques les plus élémentaires.

L'emploi de mauvais matériaux.

Et enfin leur mise en œuvre défectueuse.

Il passe ensuite en revue, d'abord les moyens propres à remédier aux effets de l'humidité dans les anciennes constructions.

Ces procédés sont évidemment très-nombreux, car, dans tous les pays exposés aux mêmes inconvénients que le nôtre, la nécessité a poussé les architectes et les constructeurs à chercher des procédés pour empêcher la détérioration trop rapide des bâtiments d'habitation, de travail et de culture. Ces procédés varient en outre suivant la nature des matériaux ordinaires de construction usités dans le pays ; qui peuvent être la brique, la pierre de taille, le moellon, les schistes, les bois de charpente, etc., et la nature des matériaux de liaison et de recouvrement, mortiers à la chaux, au plâtre, à l'argile, ciments de toute nature, etc.

Chacun de ces procédés, (il y en a dix-sept de cités) est exposé clairement. L'auteur y donne le détail des matériaux préservateurs : ciments, bétons de chaux hydrauliques, peintures et enduits de divers genres, bitumes, schistes ardoisiers, feuilles métalliques, etc., le mode d'application suivant le cas, les prix de revient et quelquefois les noms et adresses des inventeurs de ces produits hydrofuges.

La seconde partie du mémoire a trait aux moyens à employer pour empêcher l'humidité de se produire dans les constructions neuves.

Une partie des procédés cités dans les premiers paragraphes du mémoire, peut évidemment s'appliquer dans les constructions nouvelles ; mais l'auteur ajoute, avec juste raison, qu'il y en a un qui prime évidemment tous les autres, c'est de rendre les fondations tout à fait imperméables à la transmission de l'humidité par les murs, au moyen de drainage, d'assiette sur caves largement ventilées, de fondations sur pilotis, et enfin de matériaux très-hydrauliques ou de feuilles métalliques interposées entre les assises. En effet, les fondations sont la partie capitale de toute construction, et quand, par l'emploi de matériaux de choix mis convenablement en œuvre, on aura empêché l'humidité de remonter par les murs ; quand, en outre, par l'emploi de collecteurs assez larges et bien placés, on aura recueilli avec soin toutes les eaux pluviales ou provenant de la fonte des neiges, pour les faire écouler au loin dans le sol par un drainage bien établi, afin qu'elles ne puissent mouiller les charpentes des greniers, les parties mansardées et les parois verticales des murailles, on pourra être assuré d'avoir une habitation aussi saine qu'il est susceptible d'obtenir.

L'auteur nous semble donc avoir élucidé très-complètement la question mise au concours. Il serait impossible et, du reste, inutile d'entrer dans des détails aussi complets que lui ; ce qui serait refaire son Mémoire, mais nous engageons vivement les architectes, les entrepreneurs et mêmes les propriétaires, à lire avec soin cette œuvre d'un homme que l'on reconnaît parfaitement être, comme on le dit vulgairement, du métier.

Ils y trouveront d'excellents conseils et l'économie de tous les moyens qu'offre l'état actuel de la science et de l'art, pour préserver leurs constructions des effets désastreux de l'humidité.

Il ne leur restera plus, pour faire leur choix, qu'à se laisser guider par la question d'opportunité, de facilité ou de prix de revient.

Aussi la Commission conclut-elle, en demandant à l'unanimité qu'il soit accordé à l'auteur de ce mémoire, la récompense promise, c'est-à-dire une médaille d'or et elle espère que le conseil d'Administration n'hésitera pas à ratifier sa demande.

Le rapporteur de la Commission,

Signé : A. VILLARS.

Amiens, le 20 janvier 1877.

Aujourd'hui, le même auteur vient présenter au public un ouvrage complet sur la matière. Il a pu, après de nombreux renseignements et d'incessantes recherches, ainsi que d'études sérieuses, résumer dans un petit volume tout ce qui peut se rattacher à cette importante question, qui intéresse tout le monde et particulièrement les constructeurs.

Chacun, en tenant compte des propriétés et des qualités des matériaux du pays où il se trouve, selon la situation et l'emplacement de la construction, pourra, avec succès, employer les moyens indiqués dans cet ouvrage pour empêcher, éviter ou atténuer les effets de l'humidité, qui s'infiltre à travers les murailles les plus épaisses, dissout les mortiers et ciments les mieux préparés, désagrège et pourrit les matériaux de construction, dont beaucoup d'entr'eux sont hygrométriques. Elle est souvent chargée de vapeurs délé-

tères et son action très-pernicieuse agit puissamment sur
l'espèce humaine ; et si, quand elle se déclare, on n'y apporte
un remède immédiat, elle s'étend partout, sur tout et finit
par détruire complètement tout ce dont elle s'est emparée.

Il faut donc à tout prix chercher, trouver les moyens
propres pour éviter et combattre les effets destructeurs de
l'humidité partout où elle se rencontre.

Pour arriver à ce but, un ouvrage spécial, traitant sur la
matière, était nécessaire. Cet ouvrage est paru et son
prix modeste permet de le mettre à la portée de tous les
intéressés qui y puiseront, selon l'opportunité, tous les
renseignements désirables.

Paris, 14 Août 1878.

PREMIÈRE PARTIE.

Causes de l'humidité.

1. — SES CAUSES : *L'humidité est un agent de décomposition ; elle favorise presque toutes les réactions chimiques qui constituent la fermentation et la putréfaction.* L'humidité que l'on rencontre dans la plupart des habitations est due à diverses causes :

D'abord à l'atmosphère qui est très-chargée d'eau à état de vapeur, principalement vers les régions du Nord.

A la position et à la nature du sol qui, en général, est humide, marécageux et aqueux.

Au mauvais emplacement des habitations dans les endroits marécageux, dans les rues étroites, tortueuses et nauséabondes, à peine visitées par un rayon de soleil, où l'air pur ne peut chasser entièrement l'air vicié et rempli de miasmes délétères qui rentrent, pour ainsi dire, dans les pores du bâtiment à certaines époques de l'année.

A une économie mal entendue, et à l'emploi peu judicieux des matériaux mal travaillés, qui ont servi à construire l'habitation, qui sont ou de mauvaise qualité, ou n'ont pas été employés en temps opportun.

A la mauvaise confection et au non entretien des pavages intérieurs et extérieurs, des ruisseaux et caniveaux, qui permettent aux eaux pluviales et ménagères de s'infiltrer à travers des murs, lesquels s'imprègnent d'humidité. Cette humidité permanente se communique aux parties voisines ; elle détruit le mortier, désagrège les matériaux, fait souffler puis tomber les enduits, enfin elle abrège de beaucoup la durée des constructions.

À ces inconvénients, il faut ajouter celui, non moins grave, de la désastreuse influence qu'elle exerce sur la santé des habitants et les maladies dont elle les accable.

L'absorption et l'évaporation de l'eau des murs sont les principales causes de détérioration des matériaux.

La gelée est aussi un des agents de décomposition des mortiers et des divers matériaux employés dans la construction.

Quand des maçonneries fraîches ont subi l'influence de la gelée, les matériaux calcaires, non secs, la chaux etc., se désagrègent ou se décomposent par suite d'un travail chimique qui s'opère au moment de la congélation de l'eau qui les a pénétrés.

Il arrive que les murs sont atteints d'humidité quoique élevés sur des bases qui reposent sur un terrain sec.

Il faut en attribuer la cause soit à l'absorption prise à l'air local chargé de miasmes, soit à la construction faite avec des matériaux de qualités douteuses, soudés avec un mortier qui s'altère sous les influences atmosphériques, surtout du côté des vents du Sud et de l'Ouest, et laisse ainsi pénétrer l'eau des pluies dans l'intérieur des maçonneries ; soit enfin de ce que les murs sont déjà vieux et salpêtrés.

Lorsque l'humidité provient du sol (c'est le cas le plus fréquent) il faut l'empêcher de monter au moyen d'hydrofuges, d'hydroplastiques et autres analogues.

Ces moyens peuvent seulement concentrer l'humidité, de sorte qu'elle ne s'échappe pas à l'intérieur des maisons, mais en général, ils ne remédient pas complètement aux ravages intérieurs, lesquels, avec le temps, finissent par devenir apparents en minant la face intérieure des enduits ; mais ils en retardent toujours la destruction.

DEUXIÈME PARTIE.

Moyens de remédier aux effets de l'humidité dans
les anciennes constructions.

2. — Quand l'humidité se manifeste après l'achèvement de la
construction, et lorsque le bâtiment est habité, on emploie des
moyens pratiques et consacrés par l'expérience.

En voici plusieurs :

3. — Si le bâtiment a des caves, il faut établir des ventouses
d'arération, ces ventouses, pratiquées de chaque côté des murs,
donneront une ventilation dans ces caves, les tiendront sèches, et
les murs qui absorbent l'humidité finiront par sécher.

4. — Pour sécher les murs en fondations et, par suite, en
chasser l'eau qu'ils renferment, il faut creuser un fossé d'isolement autour du bâtiment, et, à l'aide de jours percés en auvent, on
peut éclairer et ventiler les caves pour en faire des sous-sols. Ce
procédé ne peut s'employer que pour les bâtiments isolés
entre cour et jardin, pour des façades qui ne sont pas en aligne-
ment sur la rue.

5. — Quand l'humidité commence du pied de la construction,
il faut isoler du sol humide toutes les parties de maçonneries qui
lui sont en contact, remplir les vides faits par cet isolement avec
un béton éminemment hydraulique, bien tassé, puis achever les
soudures avec du ciment de Vassy ou analogue.

Il faudra aussi étendre sur les aires des caves, du béton sur une
épaisseur de 0,15 à 0,20 centimètres et donner, autant que faire
se pourra, un courant d'air dans les caves.

Les moyens indiqués sont en général assez dispendieux ; mais on ne doit pas craindre de les employer, surtout si l'on veut éviter les graves accidents et désordres que traîne à sa suite une humidité prolongée.

6. — (Un moyen moins coûteux.) Consiste à faire par épaulées et par parties de 0,21 en contre-bas du sol du rez-de-chaussée de l'habitation, une ouverture assez grande le long des murs humides, que l'on bouche ensuite avec une nouvelle maçonnerie hydraulique, en ayant soin, au préalable, d'appliquer sur l'arrasement une couche soit de bitume, de plaques de plomb, de verre même. Les vides des fouilles seront remplis avec de la terre glaise fortement serrée.

7. — Il arrive souvent que les planchers se pourrissent par suite de cette même humidité.

Il faut, dans ce cas, enlever les planchers atteints de pourriture, redresser le sol avec une couche de béton de 0,10 et reposer un nouveau plancher dont on a, au préalable, goudronné les parties cachées.

8. — On emploie, avec succès et sans grande dépense, le machefer.

Quand l'emplacement le permet, on établit sur une aire en machefer bien damée, variant de 6 à 15 centimètres d'épaisseur, selon la nature du sol plus ou moins humide, des traînées en briques de plat ou autres en terre cuite, (variant de hauteur suivant le cas) distancées l'une de l'autre de 0,50 à 0,60, destinées à recevoir le solivage du plancher ; on remplit ensuite les entre-deux d'une deuxième couche de scories ou machefer de 0,08 à 0,10 d'épaisseur.

Quand ces traînées peuvent avoir une hauteur de 0,35 à 0,45 et plus, on peut établir des ventouses d'aération.

Dans ce cas, on dispose les briques ou autres analogues de manière à permettre à l'air de circuler librement sur toute la surface.

Ce moyen est excellent comme assainissement.

9. — Quand l'humidité a fini par salpêtrer les murs en élévation, on ne peut y remédier complètement qu'en abattant les parties atteintes et les refaisant à neuf, en ayant soin de ne pas les remettre en contact avec d'autres parties humides.

10. — Un moyen assez efficace, si l'on veut empêcher l'humidité de s'étendre d'avantage, est d'établir, en l'isolant des parties humides, de 0,01 et 0,03, une nouvelle cloison de plâtre, de terre cuite, etc., dont les faces intérieures auront été préalablement enduites de bitume ou de brai. (Ces matières ont la propriété d'arrêter le salpêtre dans son œuvre de destruction permanente.)

Cette cloison isolée est maintenue au moyen de pattes à scellement également enduites.

11. — *Quand l'humidité* des murs en façades ou pignons vient de quelque autre endroit indépendant du sol, on emploie divers procédés *hydrofuges* et *hydroplastiques*.

12. — Tous ces procédés, ainsi qu'on l'a déjà dit, ne sont que des palliatifs.

Voir, ci-dessous, divers procédés très-avantageux et très-applicables, mais qu'il ne faut employer qu'avec opportunité.

Enduit de Weissang

13. — On parle, dans le Magasin des Arts et de l'Industrie (1re année n° 4) des essais pour arriver à l'assainissement des murs humides et contenant du salpêtre.

M. Weissang a découvert un enduit dont de nombreux témoignages constatent l'excellence.

Il s'emploie tout aussi avantageusement pour conserver le fer et le bois, que pour préserver les murailles de l'humidité.

Avant de couvrir les parois de cette sorte de mastic, il est indispensable de nettoyer soigneusement les murs de tout mortier, de toute couleur et de les brosser, de gratter les rainures pour les débarrasser du mortier détaché qui pourrait s'y trouver, et remplir ensuite de terre grasse tous les interstices.

Après avoir ajouté à l'enduit une quantité d'huile de lin, d'un poids égal au sien, on le fait bouillir dans un chaudron sur un feu de charbon.

Le mélange doit être, autant que possible, employé chaud et étendu très-également à l'aide d'un pinceau.

Immédiatement après l'application, on arrose légèrement le mur, et ce n'est qu'après qu'il se trouve pénétré et complètement séché qu'on procède, comme on a l'habitude de faire dans les traitements analogues appliqués aux parois murales.

Un 1/2 kilog. de cet enduit, délayé dans un poids égal d'huile de lin, coûte 1 fr. 25 et peut suffire pour une surface de 4 mètres carrés.

Ce procédé peut aussi s'employer tant à l'intérieur qu'à l'extérieur.

Il peut être employé avantageusement dans le Nord, seulement les joints de briques et pierres seront grattés jusqu'à 0,02 de profondeur, ensuite bouchés avec du bitume ou du mortier de sable et chaux hydraulique, puis réparés suivant le mode de raccordement à faire. L'enduit pourrait être teinté.

Préservatif Léo.

14. — Le Préservatif *Léo* est un enduit hydrofuge sous forme de peinture grise, s'employant au pinceau, et dans la composition duquel il entre des matières essentiellement hydrofuges et antinitreuses.

Cette peinture étant très-siccative, permet son application nécessaire des deux couches dans la même journée ; elle peut, en outre, servir de couche de fond pour les tons foncés.

De tous les enduits qui ont été employés, comme palliatifs, contre l'humidité ou le salpêtre, il en est peu qui soient arrivés à un succès sérieux par la raison que, dans leur composition, l'huile de lin naturelle ou cuite entrait comme base ou véhicule.

Les papiers minéraux ou métalliques, eux-mêmes, ne s'appliquant qu'enduits de céruse à l'huile et sur des murs peints à l'huile préalablement, sont des moyens coûteux et difficiles dans la pratique.

L'application directe de la peinture à l'huile, ou des enduits dans la composition desquels il entre des corps gras, amène sur les murs saturés d'humidité ou sur les platres frais, des taches dues à la saponification de l'huile combinée à l'eau saline des plâtres.

Le Préservatif *Léo* exclut complètement l'huile de lin ou autre, dans sa préparation ou dans son application ; l'essence de térébenthine est le seul liquide employé, par cela même qu'elle s'évapore facilement et ne laisse aucune trace nuisible aux résultats que l'on veut acquérir.

Le Préservatif *Léo* s'applique au pinceau comme la peinture ordinaire et indifféremment sur tous les matériaux, plâtres, grès, briques, ciments, boiseries, toile, papier ou carton.

Son application sur ces matériaux a pour objet de détruire complètement toutes traces d'humidité dans les sous-sols, rez-de-chaussées, écuries, châteaux, communautés, habitations au bord de la mer, etc. Cet enduit sèche promptement et permet la peinture à l'huile sur les plâtres nouvellement enduits ; il rend possible et sans danger, l'habitation immédiate dans les constructions neuves, les locataires n'ont plus à en essuyer les plâtres.

Le Préservatif *Léo* adhère et devient dur au contact de l'humidité, ne se craquèle ni ne se boursouffle sous l'action du soleil ; son imperméabilité et sa durabilité ne peuvent être comparées qu'à l'ardoise dont il possède toutes les propriétés hydrofuges ; il résiste aux acides, à l'urine et aux sels amoniacaux, aussi peut-il être employé avec succès dans les écuries, salles de bains, etc., dont les gaz délétères sont aussi bien des principes destructeurs de la peinture que des agents humidifurges.

L'application du Préservatif *Léo* sur les boiseries, plinthes ou lambris, les préserve de la pourriture provenant de leur contact avec les murs contre lesquels ils sont posés, et les garantit contre les insectes ou vermines séjournant dans les habitations humides.

15. — (Contre la salpêtration.) Il en sera parlé longuement à l'article du Liquide *Caron* et à celui du Gris *Léo.*

Les papiers de tentures sur les murs enduits de Préservatif *Léo* sont garantis de la moisissure ; mais pour en faciliter l'adhérence, on recommande aux entrepreneurs de passer sur l'enduit un encollage léger fait avec colle de peau et blanc de Meudon, ou bien d'en effacer le brillant avec une éponge légèrement imbibée d'essence ; de cette façon, les papiers adhèrent au Préservatif *Léo* et il n'y a plus à craindre les taches provenant de la buée, dans les appartements chauffés, ou de la fraîcheur intérieure de l'habitation.

Avant d'employer le Préservatif *Léo,* il faut bien le remuer avec un bâton, l'étendre le plus également possible, en ayant soin de promener la brosse de haut en bas, afin d'éviter les coulures ; sur plâtres trop frais, il est urgent d'éponger l'eau en excès, afin d'empêcher l'empâtement.

Si le Préservatif *Léo* devient trop épais, on peut le rendre plus facile à l'emploi en y ajoutant de l'essence de térébenthine (10 p. 0/0 au plus), ou encore en exposant le récipient au bain-marie pendant quelques minutes.

Le Préservatif *Léo* est livré en boîtes ou bidons de fer blanc peints en gris, de la contenance de 1 kil., 1 kil. 1/2, 6 kil., 12 kil., 1/2 et au-dessus ; chaque boîte ou bidon, est revêtue d'une étiquette à deux couleurs portant la signature *L. Caron* ainsi que le cachet de garantie.

1 kilo suffit pour 4 mètres à deux couches.

Pris à Paris : le kilo 3 fr. Remise aux entrepreneurs suivant quantité.

Le tarif admis pour le règlement et par couche, (marchandise et façon) le mètre 0 fr. 60.

Enduit Opaque.

16. — L'enduit opaque est une addition faite au Préservatif *Léo* ; il est de couleur blanche et fabriqué tout spécialement pour les plâtres frais, ou parties de murs humides devant être peintes en tons clairs ou blancs. Il convient aux plafonds, corniches, cafés, salons, etc.

L'enduit opaque s'applique de la même manière que le précédent ; mais il n'en possède pas toutes les propriétés et ne pourrait être employé aux lieu et place pour les parties de murs proches du sol.

L'enduit opaque est livré en boîtes ou bidons de toutes contenances.

Le kilo : 3 francs.

Le tarif admis pour le règlement de cet enduit est le même que pour le Préservatif *Léo*.

Gris Léo.

17. — Le Gris *Léo* est la poudre qui sert en quelque sorte de base au Préservatif *Léo* ; il convient spécialement dans les travaux de neutralisation du salpêtre exécutés dans les anciennes constructions.

Le salpêtre est la plaie de l'habitation, on le trouve partout, il est le résultat de l'humidité du sol, il se forme dans les matériaux exposés au nord, il se développe dans les portions de murs proches du sol, on le trouve de préférence dans les châteaux, écuries, sous-sols, communautés et au bord de la mer. Détruire les efflorescences salpêtrées, en neutraliser les pernicieux effets : tel est le résultat qu'on peut obtenir par ces enduits hydrofuges.

Pour combattre efficacement la salpêtration, on recommande à MM. les architectes et entrepreneurs d'opérer comme il suit :

Gratter fortement les efflorescences nitreuses ou les plâtres désagrégés par le salpêtre ; passer deux couches du Liquide *Caron*, dit gluco-métallique, dont il sera parlé à la page suivante.

Ce lavage étant bien sec (un jour ou deux après) enduire les plâtres ainsi préparés avec une couche ou deux de Préservatif *Léo*.

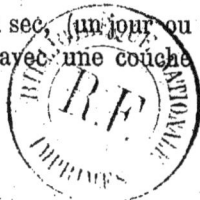

2

Préparer avec le Gris *Léo* (poudre hydrofuge) un mastic-enduit composé de :

Gris *Léo*.	3	parties.
Huile de lin.	1/2	»
Huile cuite ou siccatif.	1/2	»
Total.	4	parties.

L'application de ce mastic enduit se fait au couteau, comme pour les autres enduits à la céruse ou blanc de Meudon, etc.

Cet enduit est le complément du Préservatif *Léo*, il a pour objet de reboucher les creux et d'anéantir toute trace de salpêtration sur les murs humides ; il se polit parfaitement.

Le Gris *Léo* est livré en caisses de 8, 16, 32 et 100 kilogrammes. Le kilo. 1 fr. 25.

Le tarif admis pour le réglement seul du mastic enduit au Gris *Léo*, (marchandise et façon) le mètre : 1 fr. 20.

Liquide Caron Gluco-Métallique.
POUR LA PEINTURE SUR CIMENTS.

18.— Le Liquide *Caron* gluco-métallique n'est pas un enduit hydrofuge, c'est un liquide galvanique, opérant sur les ciments ou chaux hydrauliques, comme isolateur de sels de potasse ou de chaux.

Cette métallisation rend possible la peinture à l'huile, il n'y a plus d'absorption des principes oléagineux, la peinture sèche et conserve sa fraîcheur ; le papier de tenture peut y être juxtaposé sans inconvénient.

Dans notre époque de grandes constructions, le ciment entre pour une bonne part dans les matériaux employés, non-seulement à cause de la dureté qu'il acquiert au contact de l'air, mais encore à cause de sa cohérence au contact de l'eau.

C'est un agent hydrofuge par excellence, mais peu employé à cause de la difficulté reconnue d'y appliquer la peinture à l'huile ; le Liquide *Caron* comble cette lacune en la facilitant.

On ne peut mieux décrire ce produit que par le rapport fait à la Société nationale des architectes de France, par l'éminent chimiste nommé rapporteur sur le Liquide *Caron* :

19. — Voici l'extrait du rapport sur le Liquide *Caron*, dit *Gluco-Métallique*, pour l'application de la peinture à l'huile sur ciments et chaux hydrauliques.

« MM. L. Caron et Dupuis ont, à la date du 10 décem-
« bre 1876, envoyé au conseil de la Société nationale des archi-
« tectes de France, un échantillon d'un liquide, dit Liquide *Caron*
« gluco-métallique qui, d'après ces Messieurs, permettait l'ap-
« plication de la peinture à l'huile sur tous ciments et chaux
« hydrauliques, un des désirata les plus sérieux de la construc-
« tion, en ce qui concerne les matériaux décoratifs du ressort de
« la peinture.

« La Société nationale des architectes de France a renvoyé
« l'examen du Liquide *Caron* à la troisième section, et, par une
« lettre en date du 2 décembre, j'ai reçu avis que j'étais chargé
« de l'étude dudit produit, et de faire un rapport à la Société, à
« ce sujet, pour éclairer sa religion sur cette importante question.

« Des communications très-complètes qui m'ont été faites
spontanément par M. L. Caron, et des références auxquelles je
me suis adressé, il résulte que je puis maintenant, Messieurs,
vous édifier sur le produit soumis à votre appréciation.

« Peindre à l'huile sur ciment a été de tous temps, vous le savez,
un problème difficile, et bien des procédés, bien des produits de
toute nature, ont été proposés pour le résoudre. Il suffit de
parcourir dans notre Technologie du bâtiment, les chapitres
relatifs aux produits hydrofuges, pour voir combien cette question si intéressante et si urgente, en même temps de l'emploi des
matériaux décoratifs dans les constructions vouées à l'humidité,
a exercé la perspicacité des hommes spéciaux et des chercheurs.

« Dans le grand nombre des procédés mis en avant, des recettes
préconisées, il ne faut s'arrêter qu'aux produits étant le
résultat de recherches suivies et d'observations persévérantes ;
telles sont, par exemple, la silicatisation, les couleurs hydrofuges
de Ruolz, tels sont les produits de Candelot, Sorel, etc...

« Le Liquide *Caron* rentre dans cette catégorie ; il n'est pas dû au
« hasard, mais il est le résultat, lui aussi, d'études et d'observations
« suivies, commencées par le père, par l'oncle, et continuées avec
« succès par le fils, M. Léon Caron ; car vous êtes en présence
« d'une famille pour ainsi dire vouée à la peinture en bâtiment, et
« à la fabrication des produits qui y sont employés à titres
« divers. »

Le liquide gluco-métallique *Caron* et la suite, est le complément de produits similaires déjà avantageusement connus des
architectes, le Préservatif *Léo*, l'enduit opaque, le Gris *Léo*. Le
Préservatif *Léo* dont le nouveau produit est surtout le complément n'est pas œuvre du hasard, car avant 1869, feu Caron père,
ex-entrepreneur de peinture à Vitry (Seine), étudiait les moyens
pratiques de remédier aux inconvénients de l'humidité, par rapport
à la conservation des peintures et des papiers sur plâtres frais ou
humides. Associé aux recherches de son père, M. L. Caron put
en suivre toutes les phases, et constater l'insuccès d'un grand
nombre de produits hydrofuges connus. Éliminant de ses recherches les corps gras et les huiles de lin, à cause de l'espèce de
saponification qui s'opère entre leurs éléments et les éléments
salins des plâtres, etc, M. Caron fils fit choix d'une matière minérale schisteuse essentiellement hydrofuge, et en fit la base d'un
produit fluide dans lequel il fit, en outre, entrer, à des doses
déterminées, du caoutchouc, des cendres de zinc, etc., etc., avec
l'essence de térébentine pour véhicule, et qu'il désigne commer-
cialement sous le nom de Préservatif *Léo*. (Le lion des préservatifs).

Ce premier produit, très-apprécié des architectes compétents,
a été récompensé aux Expositions de Lyon (1872) et de Paris
(1873 et 1875), ainsi que par l'Académie nationale en 1876.

Dès le début de la fabrication de ce produit, en 1870, M. L.
Caron fils fut amené à faire quelques additions dans ses procédés ; l'une a donné naissance à l'enduit opaque, qui est destiné
aux parties de murs devant être peintes en blanc ; l'autre addition
produisit le Gris *Léo*, mélange, dans certaines conditions, des
deux produits précédents, et s'appliquant au couteau par-dessus

le Préservatif *Léo*, pour reboucher les creux formés par le salpêtre sur vieux plâtres.

Aujourd'hui, la fabrication de ces produits se fait en grand, dans
l'usine que M. L. Caron a installée à Vanves (Seine), et la vente
dépasse 10,000 kilog. après avoir été de 800 kilog. il y a quelques
années.

Mais si M. L. Caron réussissait à combattre et à annihiler l'humidité et la salpêtration dans les constructions modernes et
anciennes, sur les plâtres frais ou salpêtrés, sur les briques, sur
les grès et les boiseries, il n'en était pas de même pour la peinture sur ciments et chaux hydrauliques, par l'application préalable des diverses formes du Préservatif *Léo*; il y avait réussite
quelquefois, mais souvent c'étaient des insuccès qu'il obtenait.

Persévérant dans les essais auxquels il se livrait pour arriver à
la solution de cet important problème, qu'il considérait à juste
titre comme le complément de ses laborieuses recherches,
M. Léon Caron fut conduit à modifier la nature même des précédents procédés hydrofuges, et à la préparation d'un nouveau
produit économique d'emploi, qu'il breveta et désigna sous le
nom de Liquide Gluco-Métallique et plus spécialement de
Liquide *Caron*.

Les éléments de ce produit hydrofuge spécial, sont des sels
métalliques combinés à un glucosé acide ; le tout forme un
liquide fluide séchant activement, durcissant les ciments et
chaux hydrauliques, arrêtant la formation des efflorescences
salines, tout en étant inoffensif à l'emploi de la peinture à
l'huile.

Les ciments sur lesquels on veut employer le Liquide *Caron*
doivent être neufs, ou, s'ils sont vieux et déjà peints, être remis
à neuf par un lessivage préalable. Après l'application de 2 à 3
couches du liquide en question, les ciments deviennent durs,
imperméables à l'action de l'humidité extérieure, et conservent
leur propriété hydrofuge à l'intérieur ; ils sont dès lors prêts à
recevoir la peinture à l'huile qui y conserve ultérieurement son
adhérence et sa fraîcheur de couleur tout en restant sèche.

L'importance du « Liquide *Caron* » dès son apparition en

août 1876, n'a pas échappé à l'attention des entrepreneurs de peinture, car déjà, à cette date, la maison L. Caron et Dupuis en livrait plusieurs milliers de kilogrammes, qui représentent nécessairement à 1 kilog. pour 6 mètres carrés de surface, à deux couches d'importantes applications du produit soumis, Messieurs, à votre appréciation.

J'ajouterai que, dans les derniers mois de 1876, M. Mauge (ancienne maison Gavrel et Mauge), entrepreneur de peinture et membre de la Chambre syndicale des peintres en bâtiments, en faisait une application heureuse et importante dans les travaux de peinture qu'il exécute, au chemin de fer de Lyon, dans les nouvelles constructions donnant rue de Bercy, où les surfaces en ciment destinées à être peintes sont considérables.

M. Mauge, auprès duquel je me suis renseigné, m'écrit à la date du 24 janvier.

« Les nouveaux bâtiments dits du petit-entretien, au chemin de fer de Lyon, occupent toute la partie de droite de la rue de Bercy, entre le boulevard de Bercy et la rue Rambouillet.

Sur neuf travées en moellons enduits de ciment, quatre ont reçu, avant la peinture à l'huile, deux applications de silicate, la peinture se décomposant en partie, malgré les deux couches de silicate, j'ai proposé, dit M. Mauge, d'essayer le Liquide *Caron*.

Les cinq autres travées furent donc soumises au traitement de ce liquide, et ce comme suit :

Deux couches de Liquide *Caron* ;

Une couche impression lin et céruse ;

Deux couches teintes lin et céruse.

« Le travail terminé, il a été, par ordre de l'Ingénieur, donné une quatrième couche huile de lin et céruse sur toutes les parties peintes dans les neuf travées.

Les cinq travées soumises à l'application du Liquide *Caron*, produisent 299 mètres 25 centimètres ; il a été employé 61 hilog. pour les deux couches, soit, en chiffres ronds, 60 kilog. pour 300 mètres à deux couches, c'est-à-dire 100 grammes par mètre et par couche ; autrement dit, un kilog. de Liquide *Caron* couvre 10 mètres à une couche ou 5 mètres à deux couches, et non 12 mètres comme l'avancent, sans doute par erreur de plume, MM. Caron et Dupuis dans leur prospectus. »

De plus, M. Mauge conclut du travail entrepris ce fait intéressant, qu'il faut que les ciments aient au moins de trois à quatre mois de confection, avant de recevoir l'application du Liquide *Caron* gluco-métallique, fait que j'ai plusieurs fois eu occasion d'observer dans des applications similaires de produits hydrofuges.

M. Mauge, l'applicateur compétent en la matière, en terminant, dit : « que l'opération a parfaitement réussi, mais il croit que pour juger d'une manière définitive, il faudrait attendre que l'hiver et ses pluies, le printemps et son soleil, eussent passé dessus pour voir si la peinture fait bien corps avec le ciment, ne se faïence pas, ne s'écaille pas ni ne se gerce pas.

Notes explicatives sur le Liquide Caron.

20. — Nous compléterons les utiles renseignements que fournit le rapport de M. Th. Chateau, en recommandant à MM. les ingénieurs, architectes et entrepreneurs, d'opérer sur des ciments ayant au moins 3 à 4 mois de confection.

Sur les ciments spongieux, par exemple, ceux du bassin de la Seine, trois couches sont nécessaires pour annihiler complètement les sels y contenus ; avant de commencer un travail sur ces matériaux, on peut faire des essais à 2 ou 3 couches de Liquide *Caron*, jusqu'à parfaite adhérence de la peinture à l'huile ; c'est une simple mesure de précaution, car, à 3 couches, il n'est point besoin d'hésiter et, dans ce genre de travail très-difficultueux, l'économie devient trop chère pour que l'on s'y arrête : la dépense étant insignifiante en raison du prix élevé du Liquide *Caron*.

Généralement, l'application du Liquide *Caron* a lieu sur des ciments vierges, mais, pour en faciliter l'emploi sur ceux déjà peints, ou ayant déjà reçu une préparation quelconque (encollage, enduits, acides ou vernis), nous conseillons de gratter ces préparations ou bien de les lessiver à l'eau de potasse (eau seconde étendue) et de laisser sécher le ciment pendant quelques jours.

Le ciment ainsi préparé, recevra 3 couches de Liquide *Caron*, avant l'emploi de la peinture ou de la juxtaposition des papiers de tentures.

Pour employer le Liquide *Caron*, se servir d'une brosse dite à lessiver liée avec ficelle, et, pour le dépotage du Liquide *Caron*, faire usage d'un pot de terre de préférence à un camion en tôle.

Le Liquide *Caron* est expédié en bonbonnes de la contenance de 15, 20, 25 et 60 litres et en fûts de 100 litres et au dessus.

Les 100 kilos, 80 fr.; au détail, 100 fr. pris à Paris, emballage en sus.

Un kilog suffit pour six mètres à deux couches.

Le tarif admis pour le réglement du Liquide *Caron* est, par couche et par mètre superficiel :

La première et la deuxième couche 0 fr. 30.; la troisième 0 fr. 25.

Ce procédé peut être employé avantageusement dans le Nord, seulement, les joints de briques et de pierres seraient grattés jusqu'à 0,02 de profondeur, ensuite bouchés avec du bitume ou du mortier de sable et de chaux hydraulique, puis réparés suivant le mode de raccordement à faire. L'enduit pourrait être teinté.

Enduit Universel, Hydrofuge, Conservateur, Inaltérable, Préservateur, Non-inflammable,

DONT L'APPLICATION EST PRATICABLE SOUS L'EAU.

21. — Cet enduit s'emploie avec facilité, sur une infinité d'objets, de la manière suivante :

Sur les tissus en chanvre, lin, jute, coton, laine, soie, etc ;

Sur les bois de toutes sortes, neufs ou vieux ; sur les métaux bruts ou polis, étamés ou galvanisés ;

Sur les tuiles, carreaux, tuyaux, etc., en terre cuite ;

Sur les matériaux de construction de toute nature ; les murailles humides recouvertes ou non de plâtre, ciment, mortiers divers ;

Sur les cartons et papiers les plus minces, rendus par lui imperméables ;

Pour toitures, emballages ou autres usages ;

Sur les cuirs, courroies, couvertures de voitures, de chevaux, harnais ;

Sur les chaussures qu'il rend impénétrables à l'eau douce ou de la mer ;

Sur le feutre, la paille ouvrée et enfin sur toutes surfaces quelconques.

Il faut l'étendre en couche aussi mince que possible avec un pinceau assez dur, à froid ou à chaud, suivant la température et la facilité qu'on rencontre; on peut le chauffer au bain-marie ou au feu direct, au degré de chaleur le plus propre à l'objet enduit ; il sera souvent utile de le chauffer à un degré très-élevé. Si on arrivait à l'ébullition (ce qu'il faudrait éviter), il serait bon d'employer, avant refroidissement, la totalité soumise au feu, attendu que cette sorte de cuisson avec évaporation, le ferait épaissir outre mesure sitôt refroidi, et il ne pourrait plus être employé à froid. Ainsi traité, la dessication s'en obtient à l'air sec en 24 ou 48 heures ; mais si on veut l'opérer plus promptement, en quelques heures, par exemple, alors on passe dessus, environ une heure après son application au pinceau, une brosse un peu raide, ce qui l'étend plus complètement, le lisse et lui donne un brillant qui s'accroît encore avec une seconde couche, si on la juge nécessaire ; la seconde couche est d'un emploi plus facile et demande beaucoup moins d'enduit.

Sur les bois vieux, salis, moisis, recouverts de champignons, végétations marines, coquillages, mollusques, ou de toute autre impureté, sur navires, par exemple, et constructions navales, un grattage ou nettoyage à sec où à l'eau devient nécessaire. Il en est de même sur les métaux, surtout le fer couvert de rouille, qu'il faut enlever avant l'application de l'enduit, ainsi que cela se pratique pour toutes autres substances dont l'adhérence est la première nécessité.

Pour enduire, avec toute l'efficacité voulue, le dehors des tonneaux de brasseurs, de liquoristes, en un mot, de tous les industriels à qui ils reviennent sans être livrés perdus, et dont la conservation est une question essentielle, il faut en nettoyer le bois au besoin, déplacer les cerceaux en fer, toujours très-rouillés à la partie touchant le bois, enlever entièrement cette rouille, afin que l'enduit soit bien appliqué sur le fer même, et qu'il y adhère d'une manière indélébile.

L'Enduit Universel à une affinité toute particulière pour les poudres métalliques ; conséquemment, la dorure, l'argenture, le bronzage, etc., s'opèrent avec lui aussi facilement que promptement, en saupoudrant, immédiatement après son application sur toutes les surfaces possibles, même sur le verre, ces poudres métalliques réparties également à l'aide d'un pinceau plus flexible en poils de blaireau.

Aux bois durs, une ou plusieurs couches d'enduit repassé à la brosse dure, donnent l'aspect du beau bois d'ébène.

Il préserve le zinc des influences maritimes et le rend propre au doublage des navires.

Les cordages, les filets de pêche en chanvre ou en coton, qui en sont imbibés par immersion, acquièrent une grande solidité sans diminution de souplesse ; il en est de même des tissus dont la force s'accroît de 30 0/0 en les enduisant d'un côté, et de 60 0/0 au moins, des deux côtés : ce qui a été démontré à plusieurs reprises par le dynamomètre. De telle sorte que pour les voiles de navires où la légèreté et l'uniformité de poids sont choses essentielles, on pourrait, avec beaucoup d'avantages, les confectionner en toiles moins épaisses, moins lourdes, et avoir la même solidité et plus de souplesse. On fait avec lui des bâches ou prélarts de qualité supérieure.

Des vêtements enduits, pour pompiers, auraient l'avantage immense de les rendre tout à la fois imperméables à l'eau qui les inonde et de les mettre à l'abri du feu, puisque l'enduit n'est pas inflammable ; au contraire, il ne brûle que très-difficilement à un feu ordinaire.

Les murs les plus humides, recouverts d'Enduit Universel, peuvent recevoir, après dessication, le papier de tenture le plus mince sans éprouver la moindre tache.

Un kilog d'Enduit Universel couvre de 6 à 15 mètres carrés de surface, suivant la porosité ou la spongiosité des objets enduits, soit, en moyenne, pour le prix de 0 fr. 10 le mètre carré.

L'Enduit Universel est, de tous les enduits connus jusqu'à ce jour, le seul qui possède la propriété de s'appliquer sous l'eau de mer ou douce, sur les bois, les métaux, les matériaux immergés ; il y adhère à ce point qu'on ne peut l'enlever.

Des essais nombreux et réitérés, en présence de l'Ingénieur des Ponts-et-Chaussées de Boulogne-sur-Mer, ont été couronnés du succès le plus satisfaisant.

Enduit de MM. Darcet et Thénard, propre à garantir les surfaces du plâtre et de la pierre, de l'action de l'humidité.

22. — Cet enduit se compose de cire jaune et de trois parties d'huile de lin, avec laquelle on fait cuire 1/10 de son poids de litharge.

Appliqué à la température de 100° environ, il rentre de plusieurs millimètres dans la pierre ou dans le plâtre qu'on en recouvre, et prend, par le refroidissement, une grande dureté.

Il faut chauffer fortement, avec un réchaud de doreur, les surfaces que l'on veut recouvrir, et y étendre ensuite l'enduit avec un large pinceau, par couches successives, toujours très-chaudes, jusqu'à ce que la pierre refuse d'absorber.

La chaleur produite à la surface de la pierre ou des murs, avant d'y appliquer l'enduit, a pour but d'enlever, avec l'humidité renfermée dans les pores, l'air qui peut s'y trouver ; de cette manière, l'enduit pénètre plus profondément et ne se borne plus qu'à une simple application de peinture, comme la plupart des encaustiques employés jusqu'à présent.

Il s'applique bien sur le plâtre, qu'il garantit de toute action de l'air et de l'eau.

Le procédé d'application est le même que pour la pierre.

Il faut seulement éviter de le chauffer au-delà de 100° à 120°.

Le plâtre, ainsi préservé du contact de l'air ou de l'humidité par une couche épaisse et imperméable, n'est plus exposé à se décomposer ni à se salpêtrer ; de sorte que c'est à son état de sulfate de chaux qu'on parvient à le conserver. S'il s'agit de garantir un mur de l'humidité, et que l'emploi de la cire paraisse trop coûteux, on peut le remplacer par la résine.

L'enduit se compose, dans ce cas, d'une partie d'huile de litharge et de 2 ou 3 parties de résine.

On fond cette résine dans l'huile, en employant une chaudière de fonte et en ménageant le feu. La matière se boursoufle d'abord fortement ; mais bientôt elle reste en fusion tranquille.

Alors on la laisse refroidir pour la fondre ensuite au moment de s'en servir.

Après avoir fortement chauffé avec le réchaud de doreur les murs qu'on veut enduire, on leur fait absorber 5 ou 6 couches de mastic suivant leur nature plus ou moins poreuse.

Cette opération peut revenir à 90 fr. les 100 mètres carrés.

Les plâtres enduits de cette manière acquièrent une dureté telle que l'ongle peut difficilement les rayer ; ils résistent parfaitement aux intempéries.

L'objet des recherches de MM. Darcet et Thénard a été de faire pénétrer dans la pierre un corps gras liquéfié par la chaleur et susceptible, par le refroidissement, de se solidifier, de manière à remplir les pores jusqu'à trois ou quatre millimètres de profondeur, et à interdire tout passage à l'humidité, soit qu'elle s'introduise par la face principale, soit qu'elle se manifeste après avoir traversé l'intérieur des murs.

Cet effet, auquel paraît se borner l'emploi de l'enduit, n'indique aucune combinaison chimique avec la pierre, nullement préparée d'ailleurs pour la favoriser.

Si la surface imprégnée devient plus dure, comme on le remarque principalement pour le plâtre, cela tient à une augmentation de densité et à ce que l'enduit est devenu une espèce de gangue, qui, malgré son peu de consistance, sert d'appui aux particules peu adhérentes du plâtre, et suffit pour les empêcher de se détacher aussi facilement par le frottement que par le choc.

(Mémorial de l'officier du génie n° 9.)

Emploi du Feutre blanc pour planchers, lambris et sous-garnitures de tapis de la maison D. Anderson et son Belfast (Irlande) et Londres.

Dépôt chez MM. Ducroquet et fils, (rue de Cléry, 42, Paris.)

23. — Ce feutre est exempt de toute odeur désagréable ; non conducteur et imperméable, il préserve les tapis de l'humidité si on le place sur le plancher ou sur les pierres; il éloigne les mites, conserve une température égale dans l'appartement et amortit le son du plancher.

Il empêche le dommage causé aux tapisseries par les murailles humides.

On l'applique après avoir fixé des lattes sur la muraille à environ 0m40 de distance les unes des autres, comme s'il s'agissait de canevas.

On approche ensuite les lisières du feutre l'une de l'autre, sans les mettre l'une sur l'autre et on les fixe aux lattes avec des clous.

(Les clous galvanisés sont les meilleurs.)

Il faut avoir soin de rendre les jointures unies et les surfaces égales ; ainsi fixé, il doit recevoir une bonne couche de colle assez forte, après quoi il peut être tapissé, peint, doré ou colorié, autant qu'on veut.

On peut éviter la dépense des lattes, en fixant le feutre sur la muraille même avec des clous, si elle est unie.

Ce feutre se fait en rouleaux de 0m80 de largeur sur 25 mètres de long ; son prix est de 1 fr. 40 le mètre carré, pris à Paris.

**Emploi des feuilles minérales de la maison
A. Maillard et Cie.**

24. — Les Compagnies d'assurances acceptent ces feuilles minérales comme couvertures dures, et sont applicables contre l'humidité des murs, en les plaçant sous les tentures, et contre l'humidité du sol, sous les planchers du rez-de-chaussée, ou en revêtements extérieurs dans les soubassements.

Emploi des Ardoises.

25. — Les ardoises sont fixées avec clous en zinc. Le moyen est efficace quand l'humidité des murs provient d'une cause accidentelle, telle que fuite de gouttières et autres analogues, et quand ces mêmes murs peuvent sécher à la longue. Mais lorsqu'ils sont salpêtrés, il faut, en sus de ce travail, pour donner une durée relative, enduire, appliquer une couche de bitume sur les parties humides et sur les faces intérieures des ardoises collées contre ces murs ; on enduit ensuite selon le mode adopté dans le pays.

(Dans la pose, la tête des ardoises se trouve en haut.)

26. — Dans toutes les constructions exposées au vent et à l'humidité, surtout dans les pays en bordures sur la mer, il est de toute nécessité de couvrir d'ardoises solidement fixées avec des agrafes, les toits, les pignons, les murailles les plus battus par les pluies et les bourrasques fréquentes dans ces parages.

Les couvertures peuvent être en pannes, tuiles, zinc etc...

Dalles en carreaux céramiques.

27. — On emploie aussi, avec avantage, comme revêtement de murs humides ne devant pas recevoir de boiseries et exigeant une grande propreté, le carreau céramique qu'aucun agent chimique ne peut altérer. Il résiste à tout état atmosphérique et peut subir alternativement l'influence de l'humidité et de la gelée.

La pose de ces carreaux ou dalles, pour revêtement de murs, se fait au mortier de ciment hydraulique ; mais on devrait, au préalable, enduire les murs humides d'une couche de goudron ou de brai.

Le prix d'un mètre carré de revêtement, fait avec des dalles d'une seule teinte, revient à 15 francs en moyenne, tout posé.

Pour dalles à teintes variées ou incrustées, le prix est relativement élevé à raison des dessins plus ou moins compliqués.

Ciments Vicat. (*Enduits.*)

28. — On emploie depuis peu des enduits verticaux de 0^m^02 d'épaisseur, faits avec les ciments de la Société Vicat et Cie, pour l'assainissement des murs.

Avec ce ciment, on peut aussi exécuter des travaux artificiels, tels que trottoirs et chaussées, dallages intérieurs et extérieurs, voûtes, barrages, réservoirs, bassins, etc., lesquels préservent également des intempéries et de l'humidité.

S'adresser, pour les prix courants et le résumé des renseignements pratiques sur ces ciments, à la Société Vicat et Cie, à Grenoble (Isère).

Des ciments analogues, provenant d'autres maisons, remplissent également le même but.

Dallages à base d'Ardoises.

29. — On se sert aussi de dallages à base d'ardoises à face lisse ou quadrillée, pour trottoirs extérieurs et autres.

Ces dallages ne prennent pas l'humidité, ils peuvent être passés en couleurs.

Briques Siliceuses.

30. — Les briques siliceuses, injectées en bitume, sont rendues, par cette opération, réfractaires et imperméables à l'humidité; elles supportent les mêmes charges que les briques dites de Bourgogne.

Badigeon Devillers, entrepreneur à Brest.

31. — Ce badigeon imperméable, de l'invention Devillers, entrepreneur à Brest, semble devoir rendre de grands services; son application sur les murs, les travaux d'art, même sur les marbres, ne produit d'autre effet que d'en boucher les pores et n'altère ni la couleur ni les contours.

Ce badigeon se maintient à une mauvaise orientation.

Pour les constructions existantes, il faut déchausser les fondadations à l'extérieur, rejointoyer au ciment hydraulique, donner deux couches de badigeon, puis faire un pavage au mortier de chaux hydraulique et le rejointoyer au ciment.

Employé sur le mortier de chaux, il n'offre aucune trace d'altération, il est parfaitement adhérent.

Un premier essai de ce badigeon a été fait par M. Lavezzari, architecte de l'Hospice de Berck (Pas-de-Calais), et ce n'est qu'après l'expérience qui en a été faite sous l'influence de toutes les saisons, qu'il écrivit à l'inventeur, à la date du 29 mars, pour lui faire connaître son appréciation ;

Dans cette lettre on y lit les passages suivants :

« Votre badigeon imperméable est un excellent badigeon ; « employé sur le mortier de chaux, il n'offre aucune trace d'alté- « ration bien que je l'aie placé dans de mauvaises conditions, il « est parfaitement adhérant.

« Un badigeon qui se maintient à une mauvaise orientation, « est une chose assez utile pour qu'elle soit récompensée.

« Je vous autorise à donner la publicité qui vous convien- « dra, etc.

Ce badigeon, quoique d'invention récente, a été récompensé. Il n'est pas douteux que, par la suite, il ne s'en fasse une grande consommation.

Pour tous autres renseignements, s'adresser à l'inventeur à Brest.

Ciment, durcissant à l'air et à l'eau, de MM. Brian et St-Léger.

32. — Ce ciment, d'une matière plastique, remplace le plâtre, se durcit beaucoup et résiste avantageusement aux intempéries.

Il se compose de craie, argile, silex calciné et pilé. On mêle le tout avec de l'eau, l'on pétrit en boules de 6 à 8 centimètres de diamètre ; on calcine ces boules dans un four à chaux, puis on les broie en poudre. Quand on veut s'en servir, on gâche cette poudre comme le mortier ordinaire et on l'applique sur l'objet que l'on veut coller.

Peinture à base de Gutta-Percha.

33. — Peinture anti-nitreuse et hydrofuge à base de gutta-ercha.

Se vendant par bidons de 2, 5, 10 et 20 kilogrammes.

Ce produit remédie au salpêtrage des murailles et aux foyers d'humidité qui tachent la peinture, les papiers de tenture et détériorent les bois.

Son emploi fait disparaître tout suintement extérieur, tout salpêtrage et humidité. L'introduction, dans ce produit, de la Gutta-Percha, qui ne redoute ni l'eau, ni les alcalis, ni les acides, ni les sels, donne une peinture hydrofuge et conservatrice des papiers, des planchers, des plinthes et des lambris.

Cette peinture employée dans les constructions neuves, assure une conservation indéfinie, et, employée dans les habitations anciennes, assainit et protège de l'humidité existante.

Pour renseignements gratuits, s'adresser à A. Decourdemanche, à Paris.

Toiles à grains dites plafonds.

34. — Pour les parties intérieures des bâtiments préparées pour peintures (genre tapisserie), devant être marouflées.

Ce genre particulier de peinture sur toiles de grains divers a pris un grand développement. De très-bonnes applications ont été faites pour la décoration de salles à manger, salons, galeries de tableaux, etc. Par leur épaisseur extraordinaire, par la nature de leur préparation, ces toiles, offrent une sécurité relative contre l'humidité, lorsque les dessous sont bien apprêtés avant le marouflage. Elles sont employées avec succès pour la décoration des surfaces murales.

Pour renseignements, s'adresser à M. A. Binart, fabrique et vente, rue Rochechouart, 70. (Paris.)

Peinture silicate à base de zinc, de la Société de la Vieille-Montagne.

35. — Cette peinture silicate est blanche, elle se rapproche, pour le ton, de la pierre de taille, belle qualité à l'extérieur. Elle est mate, très-dure et rentrante. On l'emploie avantageusement comme préservation contre les intempéries. Elle s'applique sur la pierre, le plâtre, les briques, le ciment, le bois, le carton, la toile, les décors de théâtre ou autres, les métaux et tout spécialement sur le zinc, lequel, revêtu de cette peinture, résiste à l'échauffement.

Elle rend les bois, la toile et le carton inflammables.

S'adresser, pour amples renseignements, à la Société dite Vieille-Montagne, rue Richer, 9, Paris.

Asphaltes et Bitumes.

36. — Ces matières s'emploient en revêtements pour toitures, terrasses, trottoirs, dallage et pavage d'étable, d'écuries, passage de porte, couloir, revêtement de bassin de réservoir ; on l'applique aussi le long des murailles pour prévenir ou arrêter l'humidité qui se déclare. Elles servent aussi sur les voûtes de caves, les terrasses, les ponts, et sur l'arase des murs en construction sortis de terre de $0^m,20$ à $0^m,50$ centimètres de hauteur.

Ces matières, du reste, sont d'un grand secours dans les constructions rurales.

Peinture au Goudron.

37. — Peinture utile pour la préservation du fer, de la maçonnerie et surtout du bois. On l'emploie pour les chalets, hangards, docks, entrepôts, barrières.

Sa couleur noire empêche le plus souvent de l'utiliser dans les bâtiments de luxe.

Enduit à base de Plomb.

38. — Enduit inaltérable à base de plomb, contre l'humidité.

Ce produit s'emploie au couteau ou à la truelle avec une grande facilité. Il faut, avant de l'appliquer, gratter et nettoyer la partie humide ou salpêtrée. Une seule couche suffit, il supporte sans inconvénient les travaux de peinture et collage de papier.

Maison Gussard fils, rue Vieille du Temple, 36, Paris.

Enduit Moller, hydrofuge inaltérable.

39. — Applicable sur bois, métaux, tissus, cordages, briques, ciments, matériaux de constructions.

4, rue Greffulhe, 4, Paris.

Peinture économique.

40. — Comme hydrofuge, dans les constructions murales où l'économie ne permet pas d'employer des moyens coûteux, on peut peindre les murs, les boiseries, les auvents, continuellement exposés à l'action de l'eau, de l'air et du soleil, en donnant une couche de vieilles couleurs, de bitume ou de goudron ; on tamise sur cette dernière, lorsqu'elle commence à poisser, du sablon ou du grès pilé ; on laisse durcir pendant 2 ou 3 jours, on époussette ensuite le grès qui n'a pas pris dans la peinture, et on donne une nouvelle couche de la même peinture, en ayant soin de peindre en tapant.

On saupoudre de nouveau et on donne une troisième couche. On obtient ainsi un enduit qui résiste assez longtemps.

Taches d'humidités.

41. — On voit quelquefois la surface des peintures des bâtiments neufs et des maisons humides se couvrir de petites taches d'un gris foncé.

Ces taches sont produites par plusieurs causes :

1° Par l'humidité de l'air.

2° Par l'humidité venant de l'intérieur des maisons.

Les taches d'humidité, produites par l'air, se trouvent dans les appartements inhabités manquant d'air, où l'on n'a pas fait de feu.

Les plafonds et les corniches sont souvent les plus attaqués.

Ces taches ne sont qu'une moisissure noircie; avec le temps, on peut la faire aisément disparaître si ces taches sont sur peinture en détrempe, en les époussetant légèrement ; si elles sont sur peinture à l'huile, en les lavant avec soin et précaution à l'eau seconde très-faible ; en tous les cas, il faut toujours les épousseter dès leur apparition, car elles feraient des points noirs très-difficiles et peut-être impossibles à enlever.

Les taches d'humidité venant de l'intérieur des murs, altèrent et décomposent les peintures, et, quand elles apparaissent, on n'y remédie qu'en repeignant les parties endommagées.

Ces taches sont formées, le plus souvent, par l'humidité des matériaux composant les murailles, elles sont la cause de la décomposition des peintures et l'humidité qu'elles contiennent défait les sels qui réagissent sur le carbonate de plomb ou céruse, formant la base des peintures.

La cause connue, on peut empêcher les effets de se produire; pour cela, on isole la peinture composée de céruse, des sels des matériaux, en appliquant sur les murs une ou deux couches de bitume ou autre remplissant le même but ; on sera certain alors de ne voir apparaître aucune tache sur les peintures.

TROISIÈME PARTIE.

Moyens pour préserver de l'humidité.

Moyens pour préserver de l'humidité les constructions nouvelles.

42. — Pour l'habitation de l'homme, on devra toujours disposer les bâtiments de manière à ce que le soleil frappe toute l'étendue des toits, afin de les débarrasser de leur humidité le plus rapidement possible.

43. — Son orientation la plus propice est celle du midi. De ce côté doivent être ménagées, en plus grand nombre, les portes et les fenêtres ; l'action bienfaisante des rayons du soleil donne aux appartements une chaleur douce et uniforme, et elle empêche les brusques variations de températures, sèches ou humides, sources de bien des maladies. C'est ainsi que l'on doit exposer la salle à manger, la cuisine avec ses dépendances, la salle de bains, etc., au Nord ; le salon, les chambres à coucher, au Midi.

44. — Après le Midi, la meilleure orientation, c'est l'Est. Cette exposition est moins froide et moins humide que le Nord ou l'Ouest, ensuite elle est moins exposée aux brouillards, parce que le soleil levant la préserve des vents humides.

45. — Le Nord et l'Ouest sont deux mauvaises expositions. La première reçoit peu les rayons solaires, elle vaut mieux cependant que la dernière, qui se trouve fréquemment fouettée par l'orage et l'ouragan, et donne souvent une humidité dangereuse.

46. — La maison d'habitation doit varier en proportion suivant le nombre de personnes qu'elle doit contenir ; dans tous les cas, il faut éviter les emplacements obscurs, les cabinets noirs et faire des ouvertures suffisamment grandes, pour que la lumière puisse pénétrer à flots dans le logis et l'assainir, car, même dans les localités sèches et arides, l'humidité est toujours à redouter.

47. — La construction de cette habitation doit être faite dans les conditions de solidité désirable, et être préservée de toute humidité ; pour y arriver, il faut observer les règles suivantes :

48. — Drainer le terrain sur lequel on veut construire, si le sol en question est argileux et par suite imperméable.

On entend par drainage, l'ensemble des opérations qui ont pour but d'assainir et de dessécher un terrain. On arrive à ce but par deux moyens :

L'un par l'assainissement à l'aide de rigoles ouvertes.

L'autre par le drainage au moyen de rigoles couvertes.

Les eaux provenant du drainage sont amenées ordinairement dans un puits.

Quand l'emplacement est sur le versant d'une colline, à mi-côte, il est facile de faire marcher en même temps le drainage et l'irrigation. Ces sortes d'emplacements à l'exposition du levant et du midi sont les préférables. Celles du couchant et du nord sont humides et froides.

49. — Quand le terrain est humide et aqueux par sa nature, il faut :

Asseoir la construction nouvelle sur une plate-forme en béton hydraulique, d'épaisseur et de largeur variant suivant la compressibilité et l'humidité du sol sur lequel on bâtit.

Couvrir le sol des caves avec une couche de béton hydraulique formant pavage d'une épaisseur variant de $0^m,10$ à $0^m,20$.

L'usage des pilotis ne change en rien la plate-forme en béton à exécuter pour la construction.

Isoler du sol humide toutes les maçonneries en fondation, remplir le vide fait par cet isolement avec de la terre glaise bien serrée.

Faire toutes les maçonneries indistinctement, murs, cloisons, solins, jusqu'à hauteur de base, au mortier de chaux hydraulique et sable de fondeur.

50. — Quand les constructions sont arrivées à 0^m,50 du dessous du sol extérieur, on couvre l'arase avec un bon libage, qu'on asseoit sur une couche de ciment et qu'on fait descendre le long des parois intérieures jusque sur les reins des voûtes ; on étale sur celle-ci une chape en béton, ou en asphalte qui se termine au droit des murs, puis on complète par l'emploi, au rez-de-chaussée, de parquets, carreaux ou dalles posés sur bitume ou sur ciment, en se raccordant avec la couche régnant sur l'arase.

51. — On emploie aussi des tables de plomb qu'on pose sur l'arase des murs.

Ce procédé est très-bon, mais très-couteux ; on emploie aussi avec grand succès le verre pilé.

52. Continuer les parties de la base, les murs de façades et autres avec de la brique bien cuite et pleine, hourdée en mortier de bonne chaux grasse et sable, de préférence à l'argile si on le peut.

Les parements extérieurs en briques, pierre et plâtre, pour plus de garantie, seront enduits par un procédé hydrofuge (déjà expliqué), surtout pour les façades exposées aux mauvais vents.

53. — On emploiera le badigeon imperméable de Devillers, dont on a précédemment parlé.

Lorsque, dit l'auteur, les murs sont arasés à la hauteur du sol, on doit donner deux couches de badigeon sur l'arase, en ayant soin de laisser sécher le mortier avant l'application ; deux heures après le produit appliqué, on peut continuer la maçonnerie.

54. — Un procédé employé avec chances de succès est de faire les murs extérieurs de l'habitation creux au mortier de chaux hydraulique. Il faut dans ce cas, au fur et à mesure de l'exécution, enduire d'une couche d'asphalte ou de brai, tous les parements cachés, pour empêcher toute végétation dans les vides, laquelle, en croissant, pousserait les cloisons intérieures, et produirait des exhalaisons dangereuses pour la santé.

Dans ce genre de construction, les murs se composent d'une première cloison intérieure de 0m,24 et d'une deuxième de 0m,12, avec un vide entr'elles de 0m,07 à 0m,11. Elles sont reliées par des boutisses ou pattes également enduites. Les ébrasements de fenêtres, de portes, etc., seront faits en plâtre et posés en feuillure.

55. — Enfin, règle générale, on doit : ·

1º Établir les fondations dans de bonnes conditions, employer d'excellents matériaux, et les hourder en mortier hydraulique jusqu'à hauteur de base.

2º Construire des caves qu'on doit largement ventiler en y pratiquant de nombreux soupiraux et ventouses.

3º Recouvrir le sol des fondations et celui des caves d'une couche de béton variant de 0m,10 à 0m,20 au moins, et pratiquer une large ceinture de terre glaise bien serrée, derrière les murs qu'on élève.

4º Employer les moyens relatés aux paragraphes ci-dessus, selon le besoin et le cas.

5º Employer pour les appuis de fenêtres ou toute autre analogue, de la pierre dure peu poreuse.

6º Faire un bon jointoiement et employer judicieusement le ciment, le plâtre, la chaux grasse ou hydraulique.

7º Silicater toutes les façades exposées aux mauvais vents, avec des hydrofuges ou hydroplastiques déjà indiqués.

8º Faire reposer le grillage du plancher du rez-de-chaussée, sur des traînées de briques de 0m,35 à 0m,54 sagement disposées, établir des ventouses d'aération, remplir les entre-deux d'une couche de machefer de 0m,10 au moins.

On emploierait aussi pour les planchers des rez-de-chaussées :

Des parquets mosaïques ou autres qui se composent de parties distinctes et solidaires entr'elles, tels que bois, asphalte, bitume et terre cuite, et qui donnent les avantages suivants : 1º suppriment les lambourdes, 2º empêchent l'humidité et conservent les bois,

3° enlèvent la sonorité, 4° garantissent de l'incendie qui provient des planches avec lambourdes.

Les croisées devront être rendues imperméables aux eaux pluviales, dans toutes les expositions et quelle que soit la force des vents. Elles seront munies de pièces d'appui à gouttières.

Éviter d'employer des terres non sèches et malsaines.

10° Faire les travaux de canalisation souterrains et autres analogues, d'une façon irréprochable et bien étudiée, pour l'écoulement facile des eaux, de manière à éviter toute infiltration.

11° Enduire de goudron ou de brai, toutes les faces cachées des lambris et autres analogues, en les isolant des murs de $0^m,01$ à $0^m,02$.

12° Employer dans les terrasses, le zinc n° 14, au moins, provenant de la Société dite de la Vieille-Montagne ou autres similaires.

13° Les tuyaux de descente seront assez gros, pour ne pas s'engorger au moindre obstacle ; ils seront fixés et éloignés des parements des murs de $0^m,04$ c. au moins, de manière à empêcher les eaux pluviales, en cas de fuite, de laver et de détériorer les murailles en désagrégeant les joints.

Enfin, tous les matériaux employés pour travaux et autres, seront sains et de bonne qualité, travaillés et posés suivant les règles de l'art.

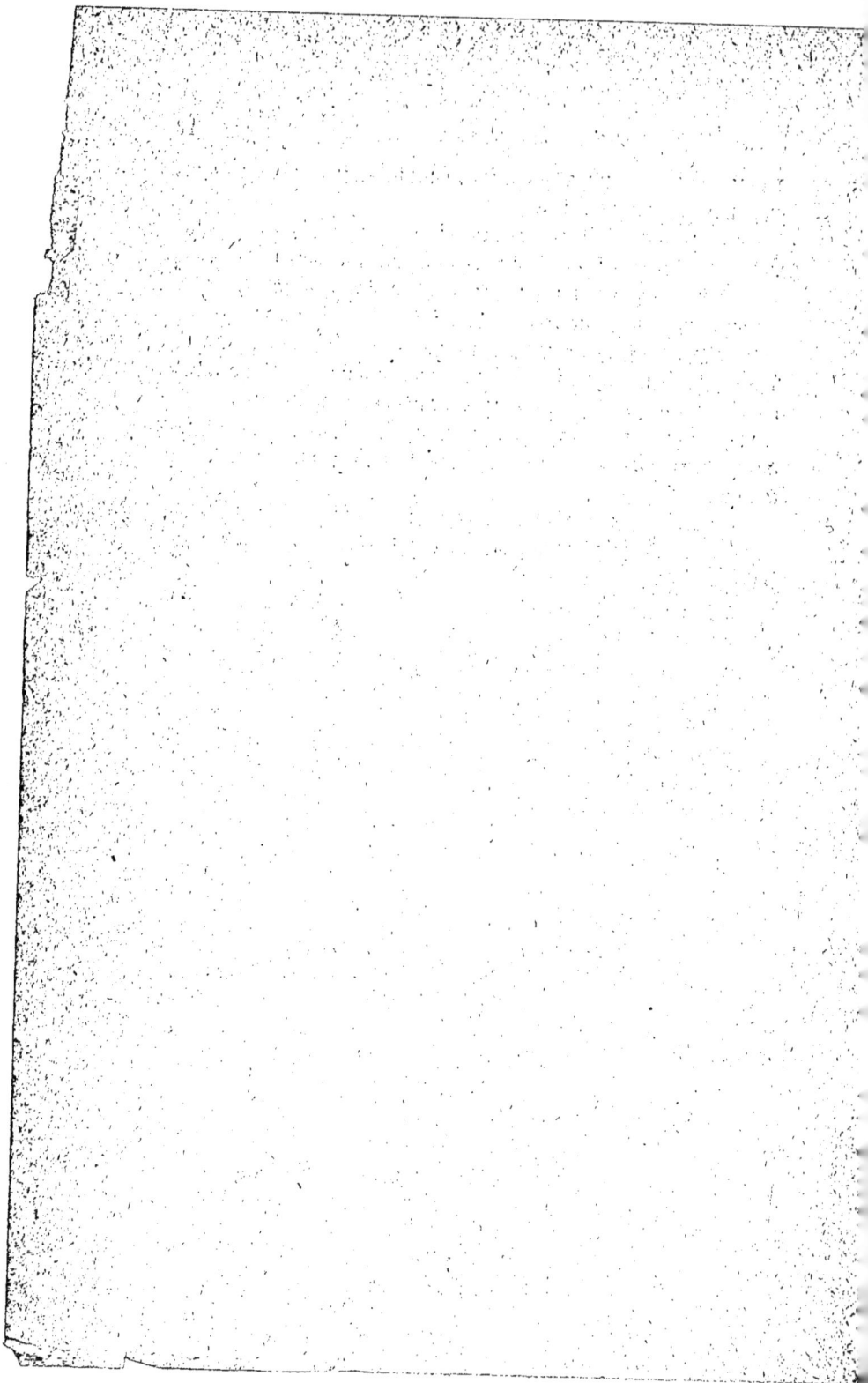

QUATRIÈME PARTIE.

Conservation des matériaux de construction contre l'humidité.

Des bois.

56. — Les bois exposés à l'influence des agents atmosphériques et aux alternatives de sécheresse et d'humidité, pourrissent et finalement tombent en poussières. Le bois neuf et vert pourrit plus promptement que le bois sec.

La sève est la cause de la détérioration du bois, il faut l'expulser ou annuler ses effets.

On emploie, pour y arriver, divers moyens soit la dessiccation naturelle des bois qui doit précéder leur emploi, soit l'introduction, dans les tissus fibreux, d'agents chimiques destinés à combattre le travail de fermentation de la sève.

Séchage des Bois.

57. — La dessiccation naturelle se fait par exposition à l'air libre, c'est le système le plus répandu.

On dépose les bois sous les hangars, on les empile de manière à laisser l'air circuler autour sans cependant chercher un séchage rapide. Cette exposition doit durer trois ans environ.

La dessiccation artificielle se fait par la vapeur, en laissant séjourner les bois pendant 20 à 30 jours dans une salle chauffée à 24 ou 29 degrés, après les avoir au préalable soumis au lessivage, c'est-à-dire à l'action de la vapeur, dans un endroit clos en maçonnerie, et à l'arrosage pendant 30 jours, dans un local bien sec et aéré. Mais les bois desséchés de cette manière deviennent cassants et hygrométriques ; ils offrent peu de durée.

L'immersion ou flottage du bois a pour effet de hater la dessiccation en dissolvant les matières solubles que contient la sève. L'eau courante est préférable à l'eau stagnante. Il faut deux mois et demi d'immersion et un mois d'exposition à l'air, pour obtenir du bois bon à être employé.

L'emploi de l'eau de mer rend les bois hygrométriques, ils pourrissent alors facilement. La vase et le sable humide peuvent, selon les circonstances, remplacer l'eau courante.

La dessiccation naturelle est très-lente et quelquefois non complète.

58. — Le système de conservation du bois par injection, est basé sur le principe de la transformation dans les bois, par les agents chimiques des substances solubles qui pénètrent jusqu'au cœur du bois et lui donnent de nouvelles qualités.

Une opération bien simple consiste à faire bouillir le bois dans de l'eau et à le faire ensuite sécher à l'étuve, le bois se trouve dépouillé de la partie extractive, ses fibres se resserrent et sa sève est remplacée par l'eau qui s'évapore promptement.

On peut mêler à l'eau d'autres substances ou réactifs qui sont introduits par immersion, pression ou succion. Par ces moyens on donne au bois un tiers de force de plus que sa force naturelle, le bois vert peut-être employé promptement ; celui qui n'était propre à rien, rendu plus dur, devient utile pour divers travaux ; il est moins sujet à être fendu, gercé ou vermoulu dans l'emploi. On peut diminuer d'un tiers la grosseur de certaines pièces de bois, il devient flexible, il peut être redressé quand il est courbé, ou être cintré quand il est droit.

L'immersion dans un bain de sublimé corrosif, donne de bons résultats. Ce procédé est très-coûteux.

L'injection du bois par pression atmosphérique, faite au moyen d'un appareil disposé à cet effet, a été réalisé. On peut exécuter une injection complète en quelques heures, et renouveler plusieurs fois l'opération dans le cours d'une journée.

Le procédé par succion, de M. Boucherie, consiste à l'absorption d'une dissolution de sulfate de cuivre.

La force naturelle qui produit le mouvement de la sève, détermine l'absorption de ce liquide au moyen de fortes entailles pratiquées dans le tronc d'un arbre encore debout ou nouvellement abattu et garni de ses feuilles.

Cette méthode se pratique en forêt.

Bois Ouvrés.

59. — Le bois qu'on imbibe d'huile ou de graisse et qu'on tient exposé pendant un certain temps à une chaleur modérée, devient, après son refroidissement, lisse, luisant et sec, il contracte quelquefois une grande dureté. On le conserve encore pendant une longue suite d'années par divers moyens, confirmés par l'expérience, soit en les goudronnant, ou en les couvrant d'une couche de peinture de temps à autre. Un très-bon moyen répandu aux États-Unis, c'est d'enduire les bois d'une lessive de sel, lorsqu'ils sont destinés à être placés spécialement dans des endroits toujours humides, ou bien les recouvrir avec du bitume liquide ou de l'huile de pétrole, ou mieux encore avec un mélange formé de ces deux substances.

Les toits en planches recouverts d'un mastic bitumeux, résistent longtemps à l'air. Les enduits de chaux sont d'assez bons préservatifs contre l'humidité.

Lorsque les bois, soit le chêne et autres analogues, servent de pieux pour clôtures, échafaudages, etc., et sont destinés à être enfoncés en terre, on passe au feu les extrémités qui doivent être enterrées, jusqu'à ce qu'elles soient bien charbonnées. C'est un procédé de conservation très-répandu : sous l'action du jet enflammé, il se forme une croûte ou pellicule au-dessous de laquelle le bois présente une couche bleuâtre, torrifiée, dans laquelle se trouvent développés des produits antiseptiques.

Des Pierres de Taille.

60. — On remarque que, parmi les pierres des anciens monuments, celles qui contenaient le plus de silice ne se dégradaient pas ; par contre, celles qui en étaient privées subissaient avec le temps des altérations profondes, et se détruisaient par l'effet de l'humidité et des influences atmosphériques.

On a cherché, pendant longtemps, divers moyens pour conserver les pierres calcaires, qui ne donnaient aucune satisfaction.

Le célèbre chimiste bavarois Fuchs, fit connaître, vers 1826, un silicate de potasse ou de soude, appelé verre soluble qu'il appliqua à la préservation des bois et des décors du théâtre de Munich. Cette silicatisation importée en France, fut mise en pratique par M. Dalemagne en 1851 : elle consiste à imprégner les pierres calcaires et autres par divers procédés, soit celui de M. Dalemagne ou celui de M. Kuhlman, lequel se fait en appliquant, sur la surface des pierres, du silicate de potasse ou verre soluble dissous dans une quantité d'eau suffisante, six fois son poids d'eau. On emploie à cet effet, dans les deux cas, des pompes s'il s'agit de grandes surfaces, et des brosses molles et des pinceaux pour de petites surfaces.

Trois couches suffisent par assurer une dureté convenable. L'intervalle de temps entre chaque couche appliquée, doit être au moins de quelques heures ou mieux encore un jour ou deux.

Le durcissement ne se fait que graduellement, il s'avance du dehors en dedans ; plus la pierre est poreuse, plus il pénètre profondement.

Il faut nettoyer et laver les pierres avant l'opération de la silicatisation, il faut introduire artificiellement et le plus profondement possible dans les pores de la pierre, la quantité de silice suffisante, ou celle qui peut leur manquer dans leur état naturel, et cela sans détruire leur porosité et sans altérer la finesse des sculptures les plus délicates.

Si on recouvre complétement les pierres calcaires tendres d'une couche tout-à-fait imperméable, on s'expose à les rendre gélives et à voir la partie durcie se séparer sous l'influence de certaines températures.

Agents Conservateurs.

61. — Le silicate de potasse est un agent conservateur d'une grande efficacité, mais il y a des circonstances où son action est paralysée par des causes indépendantes de la nature même des matériaux, ou des conditions où ils se trouvent placés au moment de son application.

Lorsque cette silicatisation est appliquée à d'anciennes constructions, son efficacité est incomplète s'il existe déjà dans les murs un commencement d'altération développée sous l'influence d'émanations ammoniacales et d'une constante humidité.

Le meilleur expédient pour les maçonneries de briques, est d'enlever tout l'enduit et de gratter profondément les joints en mortier, puis après avoir chauffé, au moyen d'une grille mobile chargée de coke en combustion, les parties de murs à protéger, on les imbibe avec une brosse ou par la projection de brai venant de la distillation de la houille, et appliqué aussi chaud que possible.

Après le refroidissement, les parties de murs revêtues de brai, peuvent être recouvertes d'un nouvel enduit qui adhère bien, et auquel la silicatisation assure les meilleures conditions de dureté et d'inaltérabilité.

Le goudron de gaz est d'un usage fréquent dans les villes du Nord, pour protéger contre l'humidité extérieure le soubassement des constructions ; mais on ne peut empêcher l'eau de s'élever par la capillarité dans les parties centrales.

Dans tous les cas, pour préserver les murs de l'altération, on ne saurait employer des matières organiques moins altérables que les résines et les bitumes, dont les anciens avaient fait la base de leurs procédés employés pour la préservation des matières organiques.

Les enduits gras et résineux, même superficiels, sont très-efficaces contre l'action destructive des vents de mer, qui entraînent toujours avec eux de l'eau salée ; ils conservent également le plâtre, car ils y pénètrent à la faveur de sa grande porosité, de même qu'ils s'infiltrent entre les molécules des pierres calcaires ou siliceuses faibles, et en détruisent la perméabilité.

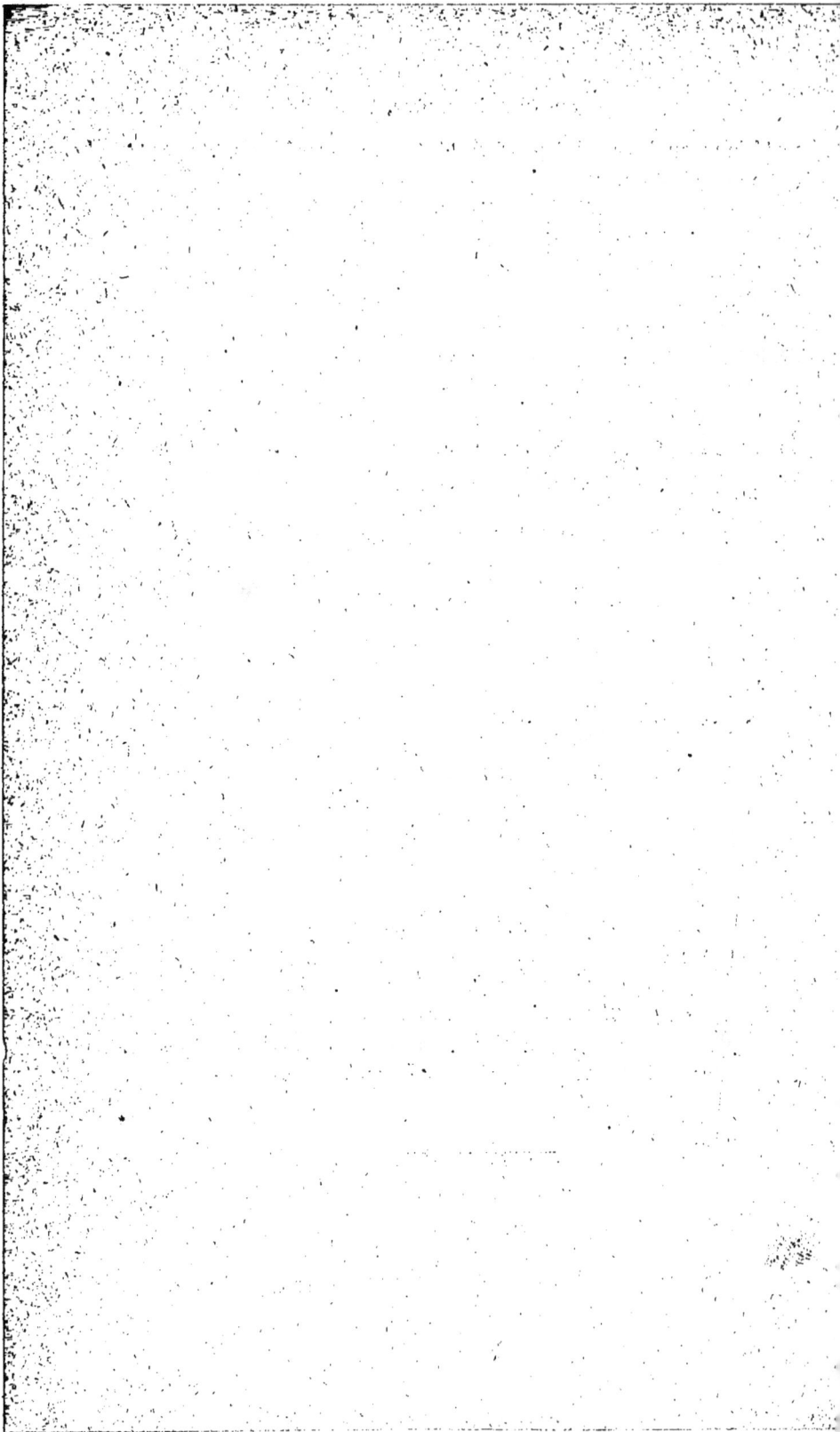

CINQUIÈME PARTIE.

Mastics employés dans la construction.

Mastic Ordinaire.

62. — Ce mastic se compose d'une partie de chaux vive, mesurée en poudre et éteinte dans du sang de bœuf, et de deux parties de ciment, auquel on ajoutera une petite quantité de limaille de fer ; on battra ce mélange jusqu'à ce qu'il forme une pâte douce et parfaitement homogène.

Ce mastic sert à rejointoyer et à ragréer les tablettes et bahuts en pierre de taille qui couronnent les murailles et autres points exposés à l'humidité de la pluie et aux intempéries de l'air.

Mastic Loriot.

63. — Pour composer le mastic Loriot, on mettra trois parties de chaux éteinte dans un baquet contenant quatre parties d'eau, et l'on broiera le mélange avec la truelle jusqu'à ce que la chaux soit parfaitement divisée et forme un lit sans aucun peloton ; cette chaux étant bien délayée, on y jettera seize parties de cailloux ou tuileaux pulvérisés, ou même un mélange de ces deux matières, comme neuf parties de cailloux et sept parties de tuileaux. On mêlera encore parfaitement ces matières avec la chaux délayée, on y ajoutera enfin une partie de chaux vive bien pulvérisée, et l'on appliquera aussitôt ce mastic après l'avoir bien remué avec la truelle.

Le mastic Loriot est impénétrable à l'eau lorsqu'il a eu le temps de sécher préalablement ; on doit avoir l'attention de le faire sécher à l'ombre afin d'éviter les crevasses ; il est convenable

4

aussi de n'en faire un enduit que de 1 milimètre, ou, au plus, 2 millimètres d'épaisseur.

Mastic Vauban.

64. — Pour composer ce mastic, qui est propre à revêtir l'intérieur des citernes, il faudra éteindre la chaux dans de l'huile de lin ; on prendra cinq ou six parties de cette chaux, qu'on mêlera avec deux parties de bon ciment passé au tamis fin ; on battra le mélange pendant une demi-journée ; on laissera reposer une nuit, le lendemain on rebattra une demi-heure ; alors on l'appliquera sur le mur, bien piqué et bien nettoyé, par couches de 3 à 4 millimètres d'épaisseur au plus. Trois ou quatre jours après, on appliquera une nouvelle couche, et l'on continuera ainsi en mettant le même intervalle entre l'application de chaque couche et en ayant soin, avant d'en poser une, de picoter les précédentes afin de mieux les relier entre elles.

Cinq ou six couches, ainsi appliquées, devront faire un enduit de 2 centimètres d'épaisseur. Cette recette est indiquée dans les cahiers classiques du cours de construction de M. le capitaine du génie Soleirol, qui l'a tirée d'une lettre adressée par Vauban à un ingénieur de la place de Bellegarde ; elle doit inspirer d'autant plus de confiance qu'elle avait été employée dans plusieurs pays, et n'exige probablement que de la chaux commune.

Mastic de Tunis.

65. — Pour composer ce mastic, on prendra deux parties de cendre de bois, trois de chaux éteinte en poudre, et une de sable fin, on passera le tout à travers un tamis, et l'on en fera un mélange qu'on battra sans discontinuer pendant trois jours et trois nuits, avec des maillets de bois, en y jetant alternativement, à des intervalles réglés, de l'eau et de l'huile jusqu'à ce que toutes les matières aient acquis une consistance pâteuse.

Ce mastic, dont la recette se trouve dans un mémoire du docteur Bryaus Hygins, est le ciment de citerne en usage dans le royaume de Tunis ; il paraît être le même que celui des citernes encore existantes de l'ancienne Carthage.

Mastic de Fiennes.

66. — Pour composer ce mastic, qui est très-bon pour les rejointoiements, on prendra deux parties de chaux hydraulique éteinte spontanément et laissée dans une cave, sur des planches, pendant huit ou dix jours, puis passée au tamis de boulanger, et deux parties de bon ciment nouvellement pulvérisé et également tamisé ; on pétrira le mélange comme on pétrit le pain, avec une partie d'huile de lin, qu'on y mettra peu à peu.

Pour employer ce mastic, on remaniera la pâte au moment de s'en servir, on grattera les joints à fond, et on les brossera pour qu'il n'y reste pas de poussière ; on les frottera, et on les imbibera jusqu'au fond d'huile de lin très-chaude avec une brosse de barbouilleur, puis un autre ouvrier y appliquera sur-le-champ le mastic avec une petite truelle, on recirera ensuite les joints à deux ou trois reprises, à mesure qu'ils se gerceront, avec une truelle trempée dans l'huile chaude.

Les détails sur la composition et l'emploi de ce mastic à rejointoyer ont été trouvés dans une lettre de M. de Fiennes, officier du génie, qui s'en est servi avec le plus grand succès à Gravelines, en 1774, au pont de la porte de Dunkerque ; ce mastic est également bon à l'air, à l'eau et à l'alternative de l'un et de l'autre.

Mastic à la litharge.

67. — On prendra quatre-vingt-treize parties de brique, ou d'argile bien cuite, pulvérisée, et sept parties de litharge réduite en poudre très-fine ; on les mêlera et on y ajoutera assez d'huile de lin pure, pour donner au mélange la consistance du plâtre gaché. Ce mastic s'applique à la manière du plâtre, après toutefois qu'on aura mouillé avec une éponge la surface à enduire.

Ce mastic est indiqué dans le tome II de la chimie de Thénard, et l'expérience en a constaté les avantages ; on peut l'employer avec le plus grand succès pour couvrir les terrasses, revêtir les bassins, souder les pierres et s'opposer partout à l'infiltration des eaux.

Lorsqu'on l'étend sur une grande surface, il s'y fait quelque fois des gerçures, on les bouche avec une nouvelle quantité de mastic ; ce n'est qu'au bout de trois ou quatre jours qu'il devient solide.

Mastic analogue à celui de Dhil. On a fait à la Rochelle, à l'occasion des travaux de cette place, en 1826, de nouvelles recherches sur les mastics. Le résultat auquel on est parvenu a donné une composition qui paraît jouir des propriétés analogues à celles du mastic Dhil, si avantageusement connu dans le commerce. Elle contient :

Sable siliceux.	14 parties en volume.
Pierre calcaire pulvérisée.	1/14 du poids du sable et de la pierre réunis.
Huile de lin.	1/7 du poids total.

On recommande de bien mélanger ces poudres ensemble, et de les gâcher ensuite avec l'huile ; mais auparavant il est essentiel de passer au four, la pierre calcaire et le sable, car on a remarqué que la grande affinité du mélange pour l'huile dépend de l'état de dessication des matières et du commencement de calcination qui semble se produire.

Une autre précaution indispensable, c'est, avant d'appliquer le mastic, d'enduire les corps qui doivent le recevoir, avec de l'huile grasse, dont la quantité varie suivant la porosité de ces corps et leur affinité avec l'huile. On l'emploie à la manière du mastic Dhil, pour aires de terrasses, enduits de bassins, scellement de pierres, etc.

Ce mastic n'a coûté, à La Rochelle, que le quart au plus de celui qui se vend dans le commerce.

L'analyse des prix à la direction du génie militaire de Paris donne, pour un mastic semblable, une composition un peu différente ; voici cette composition :

Ciment.	6 kilog.	
Blanc de céruse.	1	»
Litharge.	1	»
Huile de lin.	3	»
Huile grasse.	0	50

Ces mastics, au surplus, doivent différer fort peu du mastic à la litharge indiqué plus haut.

Mastic de Corbel.

68. — Ce mastic, qui est propre à remplir les joints de pierres exposées aux intempéries de l'air, se compose, pour 6 kilogrammes de mastic, par exemple :

Ciment de tuileaux bien pulvérisé et passé au tamis de soie.	3 kilog.	
Litharge.	0	50
Blanc de céruse.	0	50
Huile de lin pour le détremper.	1	50
Huile grasse pour siccatif.	0	50

On aura soin de n'employer la poudre de ciment, la céruse et la litharge, que bien débarrassées de toute humidité, afin que l'huile s'y mêle aisément et que le mastic puisse durcir. Il est essentiel aussi que les joints de la pierre soient parfaitement secs, ciselés ou avivés, autrement le mastic, quelque dur qu'il fût, ne ferait pas corps avec la pierre, et sortirait des joints peu de temps après y avoir été mis.

Le mastic de Corbel paraît avoir beaucoup d'analogie avec le mastic de Dhil, dont la composition n'est pas connue ; il peut être employé aux mêmes usages, et coûte beaucoup moins. On peut substituer avec avantage de la pouzzolane d'argile cuite à la poudre de tuileau, et peut-être bien aussi remplacer le blanc de céruse par une égale quantité de pouzzolane ; car cette matière ne doit pas jouer un grand rôle dans la solidification du mastic.

La recette donnée ci-dessus se trouve dans Morizot.

Mastic de Dhil.

69. — On vient de dire que la composition du mastic de Dhil n'était pas connue ; on pense généralement qu'il est ainsi composé savoir : huit à dix parties de briques pilées mélangées avec une partie de litharge et d'huile de lin.

Mastic pour recoller le marbre.

70. — On compose ce mastic avec de la chaux vive pulvérisée, passée au tamis de soie, et gâchée avec du blanc d'œuf.

Mastic pour souder les pierres.

71. — La composition suivante est employée avec le plus grand succès dans quelques chantiers, pour recoller la pierre. On prend : soufre, cire jaune et résine en parties égales, (20 grammes par exemple de chaque substance) ; on fait fondre le soufre et la résine ; on y ajoute ensuite la cire, et on mélange entièrement ; on fait ensuite chauffer légèrement les deux parties de la pierre que l'on veut recoller ; on les enduit du mastic encore chaud, on les rapproche et on les presse fortement jusqu'à refroidissement.

Si le collage est fait avec soin, la soudure est si tenace que la pierre se cassera plutôt à côté que sur la soudure.

SIXIÈME PARTIE.

Nomenclature des termes des matériaux de construction et des substances qui rentrent dans la composition des moyens à employer pour combattre l'humidité, avec leur signification, leurs propriétés, leurs qualités et le mode de leur application.

Ardoises.

72. — L'ardoise est tirée des pierres schisteuses, qui se divisent en lames et en feuilles, qui se trouvent par lit dans le sein de la terre. Les premiers lits ne fournissent qu'une ardoise rousse d'une formation imparfaite, que l'eau attendrit au point de s'effriter.

La meilleure ardoise est celle tirée à une grande profondeur relative.

Les ardoises sont de différentes couleurs selon leur qualité et leur provenance, mais tous les schistes ou roches analogues peuvent servir à fabriquer des ardoises, quand ils sont susceptibles de se laisser diviser en feuillets minces, droits et sonores, et lorsqu'ils permettent qu'on les taille, qu'on les perce sans les briser et qu'ils n'absorbent pas l'eau quand on les y fait séjourner; s'il en était autrement, la gelée ne tarderait pas à les détruire quelles que fussent leur dureté et leur solidité apparentes. Les schistes argileux ou bitumineux sont ceux qui fournissent les meilleures ardoises, elles varient infiniment de couleurs, celle préférée et beaucoup employée, c'est la teinte des ardoises d'Angers.

Argile.

73. — Substance minérale composée de silice, d'alumine et d'eau, provenant de la décomposition de certaines roches, telles que granits, porphyres, etc.

Béton.

74. — Maçonnerie coulée, sorte de pierre artificielle formée d'un mélange de cailloux et d'un mortier de sable et de chaux hydraulique ou non. Mélange de mortier hydraulique et de pierres dures non gélives, qui se durcit rapidement.

Composition des meilleurs bétons. (Expériences de MM. Claudel et Leroques).

1er Béton gras : 0^m55 mortier, 0^m77 de cailloux, (silex cassé donnant des morceaux de 0^m05 d'épaisseur au plus).

Pour réservoirs, chaussée d'étang et déversoirs.

2e Béton 1/2 gras : 0^m52 mortier, 0^m78 cailloux, pour maçonnerie dans l'eau.

3e Béton ordinaire : 0^m56 mortier, 0^m48 cailloux, pour maçonnerie dans l'eau, pavages, etc.

4e Béton très-ordinaire : 0^m50 mortier et 100 cailloux pour blocs artificiels.

5e Béton un peu maigre : 0^m45 mortier, 0^m90 cailloux pour fondation dans les *sols humides*.

6e Béton maigre : 0^m38 mortier et 100 cailloux pour fondation et massif en terrain sec.

7e Béton très-maigre : 0,20 de mortier et 100 de cailloux également pour fondation et massif en terrain sec.

On doit utiliser de suite le béton nouvellement fait, on pourra cependant encore s'en servir le lendemain.

Nota. — On compose avec le béton un sol factice bon pour toutes sortes de constructions, même dans les plus mauvais terrains humides et compressibles.

Bitumes et Asphaltes.

75. — Substances liquides et visqueuses, ordinairement

noires ou brunes qui sont beaucoup plus analogues aux huiles et aux poix végétales qu'aux minéraux proprement dits.

Il existe plusieurs genres de bitumes ; le plus employé dans le commerce est noir.

Ce bitume, de la nature de la houille, a une odeur agréable quand il n'est pas trop chauffé, il est solide au-dessous de 7 à 8 degrés et liquide au delà de 60°. Il se présente dans la nature de deux façons, soit en s'incorporant dans le calcaire, soit en se mélangeant à des sables fins et mous, soit enfin à l'état naturel ; dans ce cas, il surnage à la surface des eaux, tel que la mer Asphaltique ou mer morte en Judée, le lac de Poix dans l'île de la Trinité aux Antilles. L'asphalte est un calcaire pur imprégné naturellement de bitume, on le trouve dans les terres en gisements réguliers, formés de plusieurs bancs superposés et séparés par des bandes, des creux, remplis de calcaire blanc non imprégné.

Il s'exploite à la poudre comme les moellons à bâtir. Les mines d'asphalte sont rares, il n'y en a en Europe que très-peu qui soient actuellement en exploitation.

Il provient de Seyssel (Ain), de Lobsan (Bas-Rhin), d'Orthez et de Caupenne (Landes), de Pont-du-Château (Puy-de-Dôme), du Val de Travers (Suisse).

Bois.

76. — Substance plus ou moins dure et compacte des arbres, destinée à être travaillée.

Le bois de construction se divise en quatre catégories :

La 1re comprend les bois durs, le chêne qui doit être préféré à tout autre, pour tous les endroits exposés à l'humidité.

Le châtaignier qui durcit sous l'eau, mais ne se comporte pas aussi bien à l'air ; il est assez souvent piqué de vers et se creuse par ce fait.

On l'emploie dans la charpente.

L'orme se tortille, sert pour la charronnerie et les limons d'escaliers.

Le charme pourrit plus facilement que le chêne, il éprouve des retraits plus considérables en se séchant,

Le frêne est fort élastique, il sert en charronnerie, mais il est sujet à la vermoulure.

Le noyer est fort serré, il sert pour l'ébénisterie ; il pourrit facilement.

(Il existe d'autres bois durs qu'il est inutile de relater ici.)

La 2e comprend les bois résineux, tels que les sapins, très-faciles à travailler, mais s'échauffant, et sujets à la vermoulure, à l'exception du sapin du Nord, qui doit sa conservation à la résine qu'il renferme et, plus il en est chargé, mieux il vaut pour la charpente.

La 3e, les bois demi-durs employés plutôt pour l'ébénisterie, tels que : le hêtre, le platane, l'érable, le sycomore, l'aulne, bois très-utile dans les constructions ; dans les *terres humides* et dans l'eau, il sert pour les pilotis et les grils.

Le pommier, etc. etc.

La 4e, les bois tendres, sans emploi très-utile, de qualités médiocres, à l'exception du blanc dit de Hollande et du *Peuplier* dit *grisart*.

Brique.

77. — La brique est une des meilleures matières qu'on puisse employer dans les constructions, mais il faut qu'elle soit de bonne qualité, laquelle dépend du choix des terres qui la composent, des soins qu'on apporte à sa confection et enfin de sa dessiccation et de sa cuisson.

Toutes les terres grasses et argileuses, quand elles sont purgées des parties calcaires et d'une partie des pyrites (fondants) qu'elles contiennent, sont propres à faire des briques.

On enlève le calcaire parce que cette substance acquiert une grande affinité pour l'eau, et s'empare facilement de l'humidité, même au travers de l'épaisseur de la brique et du vernis ; elle peut, en se dissolvant, augmenter son volume et la briser.

Les pyrites trop abondants forment des fondants trop énergiques.

On reconnaît une bonne brique à certaines qualités :

Elle doit n'avoir ni fissures, ni défauts, mais d'une texture égale, d'un grain fin, d'une cassure brillante, présentant des aspérités et ne donnant pas de poussières. Elle doit être régulière de forme et résister à la fente et à l'écrasement, et quand enfin, lorsque trempée dans l'eau, elle n'en absorbe qu'une petite quantité. L'habitude ne peut tromper un œil exercé à cet égard.

L'argile commune pour faire la brique ne doit être ni trop grasse ni trop maigre ; on la dégraisse quand elle est trop plastique avec du sable fin ou des matières calcaires.

Elle doit être exposée à l'action des agents atmosphériques pendant un hiver, ensuite à la détrempe et on la pétrit pour la confection de la brique.

Chaux.

78. — La chaux provient de la calcination des pierres calcaires qu'on appelle pierres à chaux.

L'eau et l'air humide transforment la chaux vive en chaux éteinte, et, ainsi formée et mélangée avec des sables ou des argiles, elle constitue les mortiers employés dans les constructions.

Ces chaux, dites communes et aériennes, sont de trois sortes : grasses, moyennes et maigres.

La chaux grasse foisonne beaucoup à l'extinction, elle fournit un volume triple de celui de la chaux vive.

La chaux moyenne, fournit un volume double que celui de la chaux vive.

La chaux maigre, qui contient des matières étrangères, du sable surtout dans la proportion de 12 à 15 et quelquefois de 25 à 28 pour 0/0, ne foisonne presque pas à l'extinction.

Les chaux hydrauliques vives foisonnent très-peu à l'extinction ; elles ne donnent pas de chaleur pendant cette opération.

Elles sont maigres et de diverses nuances : blanches, gris-verdâtre et brique crue. Elles durcissent aussi, non-seulement à l'air, mais encore dans l'eau. Leur emploi a établi que la résistance des mortiers hydrauliques employés à l'air est égale aux pierres à bâtir moyenne qualité.

Drainage, assainissement des terres, écoulement, asséchement.

79. — Le drainage est un ensemble de procédés employés pour enlever du sol l'humidité surabondante, et particulièrement le desséchement des terres au moyen de rigoles souterraines.

La loi du 10 juin 1854, y relative, explique cette opération.

Le drainage varie, dans ses applications, suivant la nature des terres, les circonstances et les accidents de la localité.

Voici le procédé le plus sommaire et le plus recommandé par l'expérience des faits :

On pratique deux sortes de conduits souterrains qu'on appelle drains (mot technique), au fond desquels sont placés des tuyaux de terre cuite de forme cylindrique.

Les uns reçoivent l'égouttement du sol, ce sont les drains d'asséchement, les autres reçoivent les eaux qui en proviennent, ce sont les drains collecteurs ; et, lorsque la contrée est privée de cours d'eau et présente une surface unie dans une si grande étendue, que le prolongement du drain collecteur, jusqu'à une voie quelconque d'écoulement, entraînerait des dépenses hors de proportion avec la valeur du terrain drainé, on établit des canaux de décharge ou évacuateurs généraux, dans lesquels le collecteur amène les eaux qui lui sont versées par des drains d'asséchement : telle est l'opération du drainage.

Ainsi, quand les terres sont traversées par des cours d'eau, il faut les débarrasser de temps en temps des plantes aquatiques et des sables qui encombrent leur lit, car sans cette opération, les ruisseaux, n'ayant pas d'écoulement rapide, inondent les terres par des nappes souterraines et les transforment en marécages dangereux pour la santé et rendent les terres improductives. On procède alors au curage et on l'effectue jusqu'au lit naturel du ruisseau. On donne, de cette façon, non-seulement un écoulement rapide, mais encore les terres rejettent, dans le ruisseau, l'excédant d'eau qu'elles renferment.

Là où il n'existe ni rivière, ni ruisseau, on creuse alors des rigoles ouvertes pour en tenir lieu et pour assainir les terres.

L'assainissement des terres, au moyen de rigoles couvertes ou drains, s'exécute en posant, au fond des tranchées, des tuyaux de terre cuite. Ces tranchées varient en largeur et profondeur, selon la nature et la composition des terres. Elles sont évasées vers le haut, et le fond forme une pointe arrondie pour recevoir les drains dont voici les dimensions ordinaires :

Hauteur.	Largeur.	Fond de la rigole.
1 20	0 20	0 08
1 40	0 40	0 15
1 50	0 50	0 16
1 55	0 55	0 20

L'écartement des drains d'égouttement est soumis aux circonstances locales ; il peut varier entre 8 et 14 mètres, et la longueur de ces conduits peut aussi varier de 200 à 300 mètres; si la pente à assainir est plus longue, on divise les petits drains par un canal secondaire.

Dans certaines circonstances, on remplace les conduits en poterie par d'autres matériaux, tels qu'on les fait alors, soit en tuiles courbes, soit en cailloux et galets jetés pêle-mêle au fond des tranchées. Quand il s'agit d'établir des canaux d'écoulement d'une certaine importance, on donne aux drains les dimensions de véritables aqueducs construits en maçonnerie, de sections diverses. Les conduits doivent être parfaitement exécutés et placés, car ils s'obstruent facilement.

Les tranchées ont une pente uniforme, et se rendent dans des puisarts absorbants, lesquels débitent l'eau amenée par les drains.

Dans des terrains tourbeux, avec une bêche spéciale, on taille des prismes de tourbe dont deux morceaux superposés forment une sorte de tuyau ; et, si le sol est humide, on établira des fossés pour le dessécher : ils sont de deux sortes, ceux cachés et ceux ouverts.

Goudron.

80. Matière noirâtre, épaisse, collante, qu'on retire des arbres résineux, de la houille, etc. Produit provenant de la distillation des matières végétales, dit goudron végétal, et de la houille dit goudron minéral.

Le goudron végétal se tire du bois de sapin rouge. Quand ces arbres ne donnent plus de térébenthine par incision, on distille leur bois qui fournit le goudron végétal.

Ce produit est très-bon pour les couvertures, il ne corrode ni ne consomme pas les bois comme le goudron minéral. On l'emploie pour enduire les bois de toutes sortes, pour calfater, etc.

Le goudron minéral, dont nous parlons, provient de la distillation de la houille dans les usines à gaz; il sert à de nombreux usages, pour les couvertures économiques. Il s'en produit 3 ou 4 kilos par 100 kilos de charbons, et sa valeur, ordinairement, n'excède pas celle du charbon dont il provient.

Hydraulique.

81. — Cette qualification s'applique à des chaux ou des mortiers corps qui prennent sous l'eau.

Hydrofuge.

82. — Sorte d'enduit, de peinture, de tissus qui écarte l'humidité, qui en préserve.

Hygrométricité.

83. — Propriété qu'ont certains matériaux d'absorber une plus ou moins grande proportion d'eau dans l'air humide.

Machefer.

84. — Scorie qui sort du fer quand on le forge ou qu'on le bat rouge sur l'enclume.

On peut l'employer contre l'humidité du sol, en couche servant de base à un bétonnage, à un empierrement de chaussée, à un grillage de plancher, etc., etc.

On s'en sert encore en le broyant avec de la chaux, pour faire du mortier qui remplace avec avantage le pisé (brique non cuite).

Meulières.

85. — Pierre inégale. Elle est tantôt poreuse, tantôt aussi dure que le silex. C'est un amas de concrétions quartzeuses dont le tissu est criblé de trous, et auquel le mortier s'attache beaucoup mieux qu'aux moellons.

On l'emploie comme pierre de taille et comme très-bons moellons. On l'exploite dans les environs de Paris.

Moellons.

86. — Sorte de pierre calcaire moins dense que la pierre à bâtir ; elle est employée généralement pour les murs en fondations.

Pierre.

87. — Substance minérale, solide, non malléable, incombustible, d'une pesanteur spécifique, supérieure à celle de l'eau que l'on emploie comme élément de construction.

Les meilleures pierres à bâtir, tant dures que tendres, sont celles dont le grain est fin et homogène, la texture uniforme et compacte qui résiste à l'humidité et à la gelée, et qui n'éclatent pas au feu dans le cas d'incendie.

Il y a cinq classes de pierres à bâtir :

La pierre calcaire soluble, avec effervescence dans les acides, a la propriété de se convertir en chaux par la calcination ; elle est d'un grand usage dans la construction et se divise en pierre dure et pierre tendre.

Pierres tendres : la lambourde, le vergelet, la parme, le tuf etc.

Pierres dures : le liais, le cliquart, la roche et le banc franc.

La pierre siliceuse ou quartzeuse, inattaquable par les acides ; elle comprend : les granits, les porphyres, les grès, les meulières, les silex, les cailloux ou galets, les poudingues.

Les pierres volcaniques légères, spongieuses, brillantes, vitrifiées comprennent ici : les trachytes, les basaltes, les trapps, les laves, les pierres ponces, les tufs volcaniques.

La pierre gypseuse, qui ne donne aucune effervescence avec les acides ni aucune étincelle sous le choc du briquet ; cette pierre se convertit en plâtre par l'action du feu.

Elle comprend : le gypse commun ou pierre à plâtre, feuilleté, strié ou filamenteux, écailleux, et l'alabastrite ou faux albâtre.

La pierre argileuse, de même que la précédente, et que le feu le plus intense ne peut réduire en chaux ou en plâtre.

Elle comprend : les amiantes, micas, pierres ollaires, talcs vrais, les schistes ou diverses espèces d'ardoises, roche de cornes.

Plâtre.

88. — Matière obtenue par la calcination du gypse, (sulfate de chaux hydratée) dans les fours, réduite en poudre et qu'on emploie délayée dans l'eau pour cimenter les pierres, moellons et faire des enduits.

Le gypse, dit pierre à plâtre, est abondant sur plusieurs points de la France et particulièrement aux environs de Paris. Parfois on le rencontre en amas considérable ; son emploi présente des inconvénients dans le rez-de-chaussée à cause de son hydrométricité. Les constructions en plâtre ne devront donc reposer que sur des assises établies en mortiers hydrauliques.

Dans tous les cas, il faut que le plâtre soit placé dans un endroit non humide et le moins possible en contact avec l'air atmosphérique si l'on ne veut pas qu'il se détériore promptement et qu'il perde insensiblement la faculté de se solidifier en quelques instants, quand il est mêlé avec une quantité convenable d'eau.

Une condition essentielle pour l'employer judicieusement c'est d'être gâché au point désirable, pour offrir tel ou tel travail.

La pratique seule peut donner cette habileté de coup d'œil que la théorie ne pourra jamais remplacer.

Plomb.

89. — Métal d'un blanc bleuâtre, mou et fort pesant.

Potasse.

90. — Alcali solide, blanc, très-caustique, qu'on emploie comme réactif, très-soluble dans l'eau. Il attire fortement l'humidité de l'air et tombe en déléquium.

Elle est connue dans le commerce sous les noms de potasse d'Amérique, de Russie, de Dantzig, des Vosges. Elle contient 60 à 80 pour 0/0 de carbonate de potasse et de soude, le reste est formé de sulfate de potasse, de chlorure de potassium, de calcium ou de sodium, de silice, de chaux, d'oxyde de fer et d'oxyde de manganèse.

Sables.

91. — Matière provenant de la désagrégation des roches granitiques, des grès, des calcaires.

Les sables employés dans la construction sont ceux dits sables vierges. Ils n'ont point été charriés et proviennent de la décomposition spontanée aéranacée et argileuse.

De la bonne qualité du sable dépend la bonne confection du mortier.

Silicate de soude.

92. — La silice forme avec la soude des combinaisons très-nombreuses dont les propriétés varient d'une manière très-notable suivant les proportions des matières employées.

Sodium.

93. — Corps simple métallique qui ressemble beaucoup au potassium, soit par ses propriétés chimiques et qui se range auprès de ce dernier métal. Il est d'un blanc éclatant, à reflet métallique à la température ordinaire; il est mou est malléable, on peut le couper très-facilement. Son éclat se ternit immédiatement au contact de l'air.

Terre glaise ou argile commune.

94. — C'est une substance composée d'argile pure avec mélange de matières étrangères, sable, oxyde de fer, carbonate de chaux, substances bitumeuses, qui permettent de l'employer dans la construction.

Le principal caractère de l'argile est de former avec l'eau une pâte liante, dite plastique, qui durcit en se desséchant à l'air.

Quand l'argile renferme du carbonate de chaux, elle prend le nom de marne.

Les marnes argileuses, contenant 10 à 12 pour 0/0 de calcaire, sont plastiques et servent, comme l'argile commune, à la fabrication des poteries, briques, tuiles, dalles, carreaux, tuyaux, etc.

Quand l'argile est pure et ne fond pas à la température la plus élevée des fourneaux industriels, elle est appelée argile réfractaire et s'emploie à la construction des foyers, fours, creusets, conduits de fumée, tuyaux d'eau et d'irrigation, etc. etc.

Verre.

95. — Corps transparent et fragile produit par la fusion d'un mélange de chaux, d'oxyde de plomb, de quartz, de terres siliceuses, grès, sable de carrière et de rivière, combinés avec la potasse et la soude.

SEPTIÈME PARTIE.

Aperçu sur l'hygiène et la salubrité des habitations.

Chauffage et ventilation. — Salubrité et sécurité.

96. — Il existe plusieurs moyens et systèmes pour chauffer les habitations :

1º Le chauffage direct par la combustion.

2º Le chauffage de l'air des appartements par le rayonnement des combustibles : cheminées, poëles, calorifères à air chaud.

3º Le chauffage de l'air par l'eau chaude à hautes et basses pressions.

4º Le chauffage à la vapeur.

5º Le chauffage par l'eau et la vapeur combinées.

6º Le chauffage au gaz.

Nous ne nous occupons ici que de certains modes de chauffage, soient les nos 1 et 2.

97. — Chauffage direct par la combustion.

Ce mode de chauffage est très-pernicieux pour la santé, par rapport aux émanations carboniques qu'il dégage dans les appartements ainsi chauffés. Il consiste à brûler du combustible dans un récipient, souvent placé au milieu de la pièce, dont le plafond conique est percé d'un trou assez grand pour l'évacuation de la fumée. Du reste, ce système est complètement abandonné en France.

98. — Chauffage par les cheminées.

Chacun connaît la description d'une cheminée ; on ne saurait trop apporter de soins et de talents dans sa construction.

99. — Un vice de construction empêche la fumée de s'é-chapper et la fait rejeter dans les appartements.

100. — Plusieurs autres causes, mais accidentelles, peuvent également faire fumer les cheminées ; mais on peut y remédier par les moyens indiquées ci-dessous.

101. — Le manque d'air dans un appartement fait fumer une cheminée. On ne peut donc la faire tirer lorsque la pièce où brûle un foyer est tellement close que l'air extérieur ne puisse y péné-trer ; dans ce cas, il faut établir une ventouse ou prise d'air par-tant de l'extérieur et arrivant dans le coffre de la cheminée ; de cette manière l'air ne traverse pas la pièce et donne un tirage dans le tuyau de la cheminée.

102. — La trop grande ouverture d'un foyer fait aussi fumer ; il suffit de diminuer la section dudit foyer.

103. — Un tuyau trop large, ne s'échauffant qu'à la longue, ne peut donner non plus, de suite, un tirage suffisant. Il faut réduire cette largeur pour éviter la fumée.

104. — Le parcours ou la hauteur du tuyau peut être trop courte ce qui arrive pour les bâtiments n'ayant qu'un rez-de-chaussée ; il faut alors exhausser le tuyau de cheminée avec un deuxième tuyau soit en tôle ou autre, à moins de rétrécir l'embouchure de la cheminée pour que l'air aspiré soit forcé de passer près du feu ; il s'échauffe alors et s'élève assez rapidement pour obte-nir un bon tirage.

105. — Deux cheminées dans le même appartement ou dans deux pièces contiguës, et adossées sur un même pignon, don-nent aussi de la fumée. Si ces appartements sont en communica-tion par une porte, on peut éviter la fumée en la fermant ; et, dans le premier cas, on évite également de fumer en fermant, au moyen d'une trappe, l'une des cheminées. Si l'on voulait se ser-vir des deux à la fois, il faut alors établir à chacune d'elles de fortes ventouses.

106. — Quand la partie supérieure du tuyau d'une cheminée, c'est-à-dire celle qui s'échappe des toits, est dominée par un édifice ou obstacle quelconque, suivant le vent qui règne, la cheminée fumera ; il arrive aussi que le vent, après avoir dépassé ces hauteurs, change subitement de direction et tombe sur la cheminée placée verticalement, il vient alors boucher la mitre et la fumée, ne trouvant plus d'issue, revient dans l'appartement ; il est très-difficile de remédier à ce grave inconvénient. Le plus souvent l'on coiffe ces cheminées avec des appareils fumivores ; ces fumivores sont de diverses formes. Un habile fumiste seul, peut connaître telle ou telle sorte de fumivores qu'il faut placer suivant le cas, lesquels cependant ne donnent pas toujours satisfaction, mais qui améliorent sensiblement la situation. Le moyen paraissant le plus radical, est de faire dépasser le tuyau au-dessus de l'obstacle, quand on le peut.

107. — Quand le vent souffle contre les obstacles, il se trouve souvent arrêté dans sa course, et comme il est refoulé il s'engouffre dans la cheminée et renvoie la fumée à l'intérieur. Si l'on ne peut dominer l'obstacle, il n'y a pas de remède efficace.

108. — Quand une cheminée est placée dans un appartement de manière à ce qu'une porte établît un courant d'air le long du mur, ce courant entraîne une partie de la fumée dans la pièce. Il faut alors, pour y obvier, ouvrir la porte du côté opposé ou employer un paravent, pour intercepter le passage de l'air sur le mur auquel la cheminée est adossée. Il faut éviter d'établir une cheminée en face d'une entrée, parce que chaque fois qu'on l'ouvrira ou qu'on la fermera, la colonne d'air, ébranlée, chassera des bouffées de fumée à l'intérieur.

109. — Un vent violent passant sur le sommet d'une cheminée la fait fumer. On y place alors des mitres ; si cette dernière est insuffisante, on y ajoute un mitron, on peut aussi se servir des appareils fumivores.

110. — La fumée arrive quelquefois par une cheminée dans laquelle on n'a pas fait de feu. C'est le vent qui rabat la fumée d'une cheminée voisine ou adossée.

Dans ce cas, l'on ferme la cheminée d'où s'échappe la fumée, par une trappe, un tablier ou un rideau en tôle ou autre matière similaire. Si cette cheminée est allumée, l'inconvénient signalé disparaît ou n'arrive qu'accidentellement.

111. — Quand les rayons solaires frappent sur les souches des cheminées, l'action du soleil détermine des courants d'air chaud descendant, ce qui retarde l'allumage et fait fumer. On y remédie également au moyen de fumivores à têtes mobiles, ou en surélevant les souches pour augmenter le tirage.

Si une des salles chauffées est exposée au midi, et ses fenêtres percées dans un gros mur ; si celui-ci reçoit en plein les rayons solaires, il s'échauffe, il s'établit aussitôt un courant ascendant, qui fait appel sur toutes les fenêtres adjacentes ; si l'on vient à ouvrir l'une de ces fenêtres, l'air se précipite violemment de ce côté et fait appel à la cheminée qui alors fume. Si cette pièce n'a pas assez d'air pour sa cheminée, il faut établir de fortes ventouses au Nord, venant aboutir dans le coffre de la cheminée.

112. — Quelquefois, un même tuyau sert pour plusieurs cheminées, c'est un mode très-défectueux ; d'abord ces sortes de tuyaux sont acoustiques, et quand on oublie de fermer la trappe de sa cheminée, la fumée d'une autre qu'on allume vient dans votre appartement par ce tuyau.

Dans ce cas, il faut avoir des trappes fermant hermétiquement, ou, ce qui vaut beaucoup mieux, avoir un tuyau pour chaque cheminée.

113. — Quand une salle chauffée se trouve à proximité d'une cage d'escalier chauffée ou non, à raison de sa section et de sa hauteur, cette cage produit l'effet d'une puissante cheminée d'appel qui attire toute la fumée des cheminées qui subissent son influence.

114. — En général, les moyens de connaître les causes qui font fumer les cheminées sont parfois difficiles; mais, dans la plupart des cas, il suffit, quand le feu est allumé, de fermer les portes et les fenêtres et de présenter aux joints de celles-ci une bougie allumée; on reconnaîtra facilement, par la direction de sa flamme, la direction des courants d'air.

Si le courant sort de la pièce où passe une porte, on le suit et il vous mène tantôt à une porte ou à une fenêtre, tantôt à la cage d'escalier.

On conclut, par là, que la porte, la fenêtre ou la cage font appel; il faut alors fournir, à la pièce qui manque d'air, des ventouses d'aération plus puissantes et en ajouter à la pièce ou à la cage d'escalier qui fait appel.

Cas d'incendie. - Feux de cheminée.

115. — Quand les cheminées ne présentent pas de vice de construction, les feux de cheminées ne sont pas à redouter, surtout si elles sont en maçonnerie ou en poterie.

La suie s'enflamme et brûle dans les tuyaux ; une fois brûlée, le feu n'ayant plus d'aliment s'éteint, c'est tout simplement un ramonage, il est cependant très-prudent d'étouffer ces feux dès leur début, parce que les flammèches et les étincelles qui s'échappent par le haut du tuyau, peuvent être entraînées par le vent et occasionner l'incendie des bâtiments voisins.

116. — On emploie divers moyen pour étouffer ces feux : le plus efficace consiste à boucher l'orifice supérieur de la cheminée avec une couverture de laine bien mouillée, puis on brûle du soufre dans la partie inférieure ; ce moyen ne peut être appliqué que dans des tuyaux ou des coffres solides, autrement ils pourraient se rompre.

117. — Un autre moyen consiste à boucher hermétiquement avec des tampons de fumier, les orifices inférieurs et supérieurs des cheminées. Dans le cas où la cheminée enflammée serait en communication avec d'autres, il faudrait aussi intercepter tout courant d'air capable de fournir un aliment à la combustion.

118. — Quand les coffres de cheminées sont pourvus d'une trappe placée au point de soudure, formé par le coffre et le commencement du tuyau de fumée, il suffit de fermer cette trappe pour étouffer le feu.

119. — Quand le feu paraît éteint, il ne faut pas se presser d'enlever les tampons, car le courant pourrait le rallumer. Il serait aussi très-sage et prudent, de visiter les pièces traversées par le tuyau de la cheminée enflammée, et d'avoir avec soi un seau d'eau et une éponge avec laquelle il sera possible de maîtriser les premiers jets de flamme. Au point de vue de la SÉCURITÉ générale, il existe des réglements spéciaux imposés par l'autorité, et qui sont résumés dans l'ordonnance de police du 11 décembre 1852.

120. — La ventilation est l'opération qui a pour but le renouvellement sans cesse de l'air d'un local clos, en chassant l'air vicié et en le remplaçant par de l'air frais.

L'air qu'il s'agit d'expulser est très-souvent vicié, soit par la respiration des individus et des animaux, soit par des émanations délétères produites par des gaz, tels que ceux qui résultent de la combustion, soit par des vapeurs ou par des poussières en suspension, organiques, animales, végétales ou métalliques.

Il est donc de toute nécessité d'enlever cet air vicié, et de le remplacer par un air pur, présentant les degrés de température et de saturation par la vapeur d'eau, reconnus nécessaires pour une bonne hygiène.

121. — Lorsque l'aération d'un lieu ne s'opère pas spontanément, c'est-à-dire par l'effet de la simple différence qui existe entre l'air du dedans et l'air du dehors, d'une manière satisfaisante, on a recours à divers procédés.

122. — Dans les usines, ateliers surtout, on adpate à quelques vitres des croisées, un cercle en métal appelé ventilateur. Ce cercle est muni de lames concentriques, disposées obliquement les unes par rapport aux autres, de telle sorte que la densité qui existe entre l'air extérieur et l'air intérieur, suffit pour faire tourner et introduire dans l'appartement une quantité d'air neuf plus considérable.

123. — Un autre moyen, très-efficace, consiste à établir dans les murs du bâtiment des bouches d'air ou d'introduction, communiquant avec l'intérieur au moyen de tuyaux par lesquels l'air pénètre dans l'appartement, tandis que l'air échauffé et vicié s'échappe en dehors par des bouches d'extraction placées dans une position convenable par rapport aux premières.

124. — D'autres procédés consistent dans l'ouverture de fenêtres ménagées en nombre suffisant et avec des dimensions convenables.

Ces divers moyens ne peuvent être pratiqués que dans certaines saisons, et ils ne sont pas toujours efficaces; il faut donc avoir recours à la ventilation artificielle qui peut se produire par appel, par insufflation ou par les deux systèmes combinés.

125. — Les cheminées de nos appartements, en général, avec leur conduit de fumée, alors même qu'on n'y fait pas de feu, sont des moyens de ventilation par appel.

Un chauffage modéré avec ces cheminées suffit pour faire affluer dans les appartements la quantité d'air nécessaire à une réunion de personnes.

126. Ce système ne fonctionne convenablement que pendant l'hiver; cependant la ventilation n'est pas moins nécessaire l'été. On établit alors une cheminée d'appel au dehors de l'appartement lorsque celui-ci est étendu, qui sert à l'assainissement de plusieurs pièces.

Cette cheminée se compose d'une gaîne en briques, dans laquelle est placé un foyer surmonté d'un conduit de fumée. La gaîne à laquelle aboutissent les canaux de prise d'air vicié, dans chaque pièce, se termine au-dessus du comble de la maison par une lanterne d'évacuation. Ce système constitue une très-bonne ventilation. On l'emploie dans un grand nombre de maisons d'habitation et dans des établissements publics.

127. — On calcule qu'il suffit, pour renouveler l'air d'une pièce, d'y introduire 6 à 7 mètres d'air neuf, par heure et par individu; mais, en principe, il faut donner la plus grande somme possible d'air neuf; on n'en aura jamais de trop à la condition cependant que la température ne soit pas assez basse pour être une cause de gêne et d'incommodité.

128. — On peut se passer quelquefois d'entretenir un foyer allumé pour produire un tirage, une chaleur quelconque peut remplir cet office. L'appareil de chauffage peut être aussi bien à air chaud qu'à eau chaude, à haute ou basse pression, à vapeur ou mixte; à cet effet, on peut se servir des tuyaux d'eau ou de vapeur pour produire l'appel qu'on a besoin.

129. — Pour une ventilation modérée, peu énergique, on se contente, dans bien des cas, d'allumer une lampe à l'huile ou à gaz dans la cheminée d'appel, ou, le plus souvent, d'y faire passer le tuyau d'un poêle ou d'un fourneau de cuisine.

Ces moyens d'appel se font par le bas ou par le haut, parfois par les deux à la fois.

Le système d'appel par le bas s'applique aux bâtiments peu élevés ou à un petit nombre d'étages; il est économique et se règle facilement. Dans ce cas, il faut faire la cheminée dans toute la hauteur et faire passer les conduits ou canaux de départ dans les pièces du bas.

Le système par le haut est employé pour les constructions élevées ou ayant beaucoup d'étages, de plus, les conduits d'évacuation se reportent dans les pièces supérieures, moins importantes souvent que les pièces inférieures. Ce système présente l'inconvénient de ce que la cheminée ne peut que s'élever à une faible hauteur au-dessus du foyer, ce qui force à une grande combustion afin d'obtenir une différence de densité plus grande. En outre, l'établissement d'un foyer dans les combles peut offrir certaines craintes d'incendie.

Pour arrêter ces effets, il faut, en certains cas, ventiler la cage ou, dans d'autres, se contenter de la chauffer très-modérément.

130. — Le système mixte comprend un foyer placé à la partie inférieure de son tuyau de fumée, renfermé dans une gaine par où se fait le départ de l'air vicié des pièces inférieures. Ce tuyau passe dans un appareil échauffeur placé dans les combles et qui produit l'appel de l'air vicié des pièces supérieures.

Avec ces dispositions, le départ de l'air vicié dans les pièces se fait par le bas ; l'entrée de l'air pur se fait à l'opposé, par le haut. Cette entrée se fait généralement près des portes, pour qu'il y ait mélange d'air chaud et froid. Admis accidentellement.

131. — On emploie aussi, pour la ventilation, des appareils qu'on met en mouvement soit par la vapeur, soit par une chute d'eau, soit enfin par des animaux. Ces appareils refoulent et dirigent l'air froid ou chaud, au moyen de conduits, dans les pièces à ventiler.

132. — Dans le choix d'un emplacement pour l'édification d'une maison d'habitation, l'on devra toujours, autant que faire se pourra, et afin d'obtenir à la fois une hygiène et une salubrité tout-à-fait désirables, s'éloigner le plus possible des établissements dits dangereux, insalubres et incommodes.

133. — Un dernier décret du 31 décembre 1866 indique la répartition de ces établissements en 3 classes.

134. — Toutes les eaux ménagères devront s'écouler directement au dehors des maisons d'habitation au moyen de caniveaux ou tuyaux munis de syphons pour se déverser dans les ruisseaux ou dans les aqueducs des rues. Il faudra donc toujours entretenir, en bon état de nettoyage, tous les conduits servant pour leur écoulement afin de ne donner jamais d'odeur.

135. — Les pertes d'eau, puits perdus ou puits absorbants, devront toujours être proscrits fussent-ils construits d'une façon irréprochable.

Les miasmes pestilentiels qui s'en échappent pendant certaines saisons de chaleur, de sécheresse, sont très-dangereux pour les habitants ; ils sont souvent la source de bien des maladies.

136. — L'habitation de l'homme, à quelque classe qu'il appartienne, doit être salubre et surtout entretenue dans un état constant de propreté.

La salubrité des habitations, surtout dans les grandes villes, où s'agglomère une nombreuse population, doit intéresser au plus haut point l'hygiène publique.

Il existe, dans la plupart des villes, beaucoup de logement sinsalubres qui se trouvent dans des conditions de nature à porter atteinte à la vie ou à la santé des habitants ; presque toujours ces habitations sont destinées à la classe ouvrière, à raison du bas prix de location.

137. — L'intervention du législateur est devenue indispensable pour réprimer cet état de choses ; tel est l'objet de la loi du 12 avril 1850 :

138. — En vertu de cette loi, tout conseil municipal, qui le jugera nécessaire, peut nommer une Commission chargée de visiter les habitations et autres insalubres, de déterminer l'état d'insalubrité, d'en indiquer les causes ainsi que les moyens et procédés à employer pour y remédier.

Des fosses d'aisance

139. — L'on ne saurait apporter trop de précaution dans la confection des fosses d'aisance. Elles sont généralement construites en maçonnerie dans les habitations des villes.

De la bonne qualité des matériaux et de leur emploi judicieux, dépend toujours la salubrité qui devrait y régner.

140. — L'établissement et la construction des fosses d'aisance sont soumis à des réglements administratifs.

L'ordonnance royale du 24 septembre 1819 détermine le mode de la construction des fosses dans la ville de Paris.

A part quelques changements de dispositions exigés par l'usage établi dans certaines localités, ces réglements peuvent s'appliquer à toutes les villes.

141. — Il existe aussi des réglements qui concernent la construction des fosses à proximité des murs séparatifs, mitoyens ou non.

Ainsi, entr'autres, il est de règle et d'usage, en toute localité, de ne pas adosser une fosse d'aisance à un mur, mitoyen ou non, sans établir un contre-mur assez bon et résistant pour empêcher l'infiltration des matières.

(Voir l'article 674 du code civil).

FIN.

TABLE DES MATIÈRES

1re PARTIE.

Causes de l'humidité.

2e PARTIE.

Moyens de remédier aux effets de l'humidité dans les anciennes constructions.

N^{os}		PAGES.
2 à 12	Humidité produite après la construction.	11 à 13
13	Enduit de Wessang.	13
14 et 15	Préservatif Léo.	14 à 16
16	Enduit opaque.	16
17	Gris Léo.	17
18 à 20	Liquide Caron gluco-métallique.	18 à 24
21	Enduit universel.	24
22	Enduit de MM. Darcet et Thénard.	27
23	Feutre blanc.	29
24	Feuilles minérales.	29
25 et 26	Ardoises et pannes.	30
27	Dalles en carreaux céramiques.	30
28	Ciment Vicat (enduits).	31
29	Dallage à base d'ardoises.	31
30	Briques siliceuses.	31
31	Badigeon Devillers.	31
32	Ciment de MM. Brian et Saint-Léger.	32
33	Peinture à base de gutta-percha.	33
34	Toiles à grains.	33
35	Peinture silicate de la Société dite Vieille-Montagne.	33
36	Asphaltes et bitumes.	34
37	Peinture au goudron.	34
38	Enduit à base de plomb.	34
39	Enduit Moller.	35
40	Peinture économique.	35
41	Taches d'humidité.	35

3ᵉ PARTIE.

Moyens de préserver de l'humidité les constructions nouvelles.

Nᵒˢ   PAGES.

42 à 55 . . . . 37 à 41

4ᵉ PARTIE.

Conservation des matériaux de construction contre l'humidité.

56	Des bois.	43
57 et 58	Séchage des bois.	43 et 44
59	Bois ouvrés.	45
60	Des pierres de taille (dites à bâtir)	45
61	Agents conservateurs	46 et 47

5ᵉ PARTIE.

Mastics employés dans la construction.

62	Mastic ordinaire.	49
63	— Loriot.	49
64	— Vauban.	50
65	— de Tunis.	50
66	— de Fiennes.	51
67	— à la Litharge.	51
68	— de Corbel.	53
69	— de Dhil.	53
70	— pour recoller le marbre.	54
71	— pour souder les pierres.	54

6ᵉ PARTIE.

Nomenclature des termes des matériaux de construction et des substances qui rentrent dans la composition des moyens à employer pour combattre l'humidité, avec leur signification, leurs propriétés, leurs qualités, et le mode de leur application.

72	Ardoises	55
73	Argile.	56
74	Béton.	56
75	Bitume et asphalte.	56

Nos		PAGES.
76	Bois.	57
77	Briques	58
78	Chaux.	59
79	Drainage.	60
80	Goudron.	61
81	Hydraulique	62
82	Hydrofuge.	62
83	Hydrométricité	62
84	Machefer.	62
85	Meulières.	63
86	Moëllons.	63
87	Pierres.	63
88	Plâtre.	64
89	Plomb.	64
90	Potasse.	64
91	Sables.	65
92	Silicate de soude.	65
93	Sodium.	65
94	Terre glaise ou argile commune.	65
95	Verre.	66

7ᵉ PARTIE

Aperçu sur l'hygiène et la salubrité des habitations.

96 à 114	Chauffage et ventilation. — Salubrité et sécurité.	67 à 71
115 à 118	Cas d'incendie, feux de cheminée, leur extinction.	71 et 72
119	Ordonnance de police du 11 décembre relative aux cheminées .	72
120 à 131	De la ventilation.	72 à 75
132	Choix d'un emplacement pour l'édification d'une maison d'habitation par rapport à la salubrité et à la sécurité.	75
133	Connaissance du décret du 31 décembre sur les établissements dits dangereux	75
134	Expulsion des eaux ménagères au dehors de la maison d'habitation	75
135	Des pertes d'eau, puits perdus et puits absorbants.	75
136	Habitation de l'homme, propreté.	76
137	Connaissance de la loi du 12 avril 1850, sur les log. insalubres.	76
138	Conséquence de cette loi.	76
139	Des fosses d'aisance.	76
140 et 141	Connaissance de l'ordonnance royale du 24 septembre 1819 sur les fosses d'aisance.	76 et 77

Amiens. — Typographie Oscar Soré, rue du Lycée, 78.

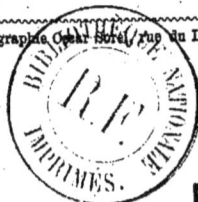